青光眼 白內障 黃斑部病變

視力博士的眼睛自救書

山口康三——著

suncolor 三采文化

目錄

Contents

Part 1 〈視力重生五日重點練習〉惱人的視力衰退有解了！

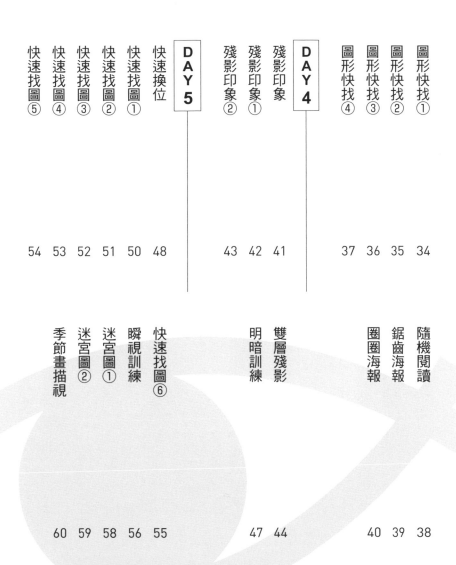

Part 4 〈視力博士來解答〉改善視力必知的47個Q&A

認識〈白內障〉

認識〈青光眼〉

PART 1

〈視力重生五日重點練習〉

惱人的視力衰退有解了！

DAY1：視力檢查 & 基本訓練

【視力檢測表與散光檢測表】

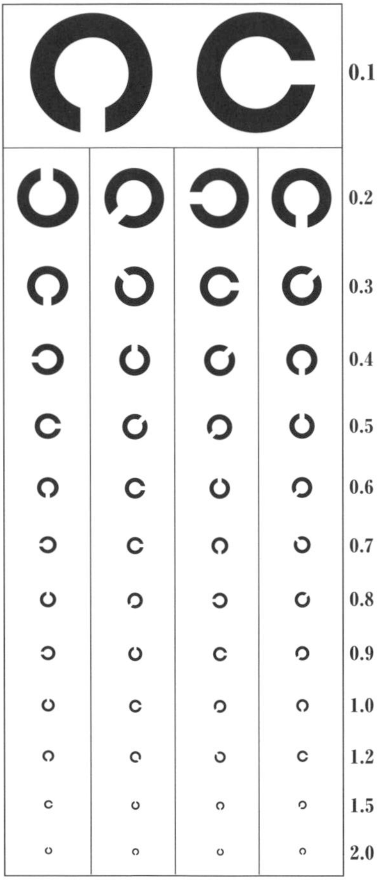

【視力檢測表】

1 配合視線高度，將視力檢測表貼在光線明亮的牆上。

2 站在距離牆壁 1.3 公尺遠的位置，用手輪流遮一邊眼睛。

3 解讀 C 記號的空隙方向。每橫排四個記號中，能解讀三個即可。再換另一邊眼睛。

【散光檢測表】

距離散光檢測表 30 公分，以單眼凝視。如果跟下圖一樣，覺得放射線條的粗細不一，可能是散光。若有散光，容易眼睛疲勞或頭痛，需盡快就醫。

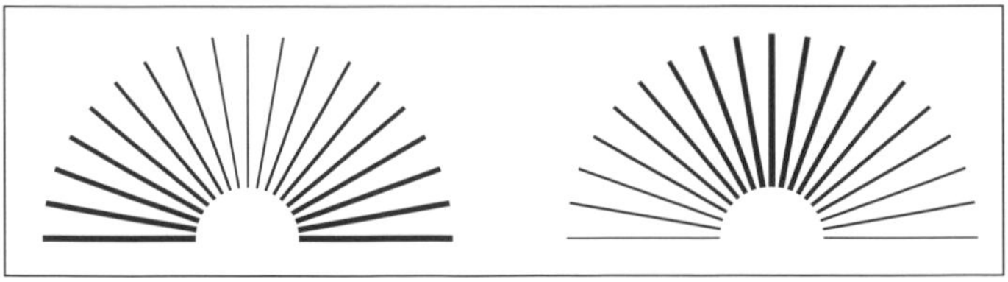

DAY1：視力檢查 & 基本訓練

【生活習慣檢測】

下列 10 個與生活習慣相關的題目，若有情況符合者請打勾。

		CHECK
❶	每天使用電腦的時間超過五小時	□
❷	經常熬夜，生活作息不規律	□
❸	三餐都會吃飽飽	□
❹	每天的飲水量不到一公升	□
❺	經常覺得有壓力	□
❻	有頭痛、肩膀僵硬、畏寒、腰痛等困擾	□
❼	常吃甜食、高油脂食物	□
❽	沒有運動的習慣	□
❾	每天排便次數少於一次	□
❿	喜歡喝含咖啡因的飲品	□

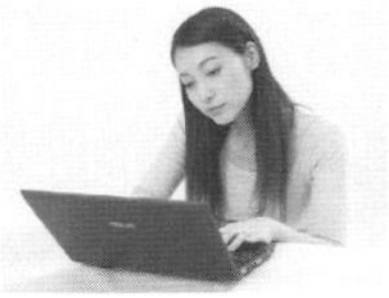

長時間使用 3C（用眼過度），是活性氧增加的原因。

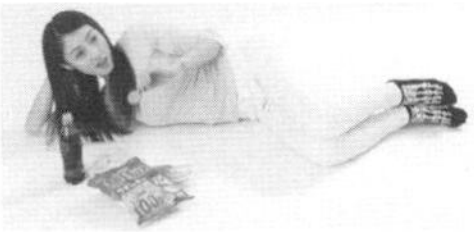

運動不足或攝取過多糖分，血液會變濃稠，導致慢性病或視力減退。

檢測結果

2 題以下

生活習慣很不錯喔。請繼續維持，多做伸展操或養成運動習慣，更助於視力的保養。

3 至 5 題

繼續目前的生活狀況，眼睛很可能疲倦或視力減退。試著改變生活習慣吧，至少先減少一個。

6 題以上

糟糕嚕，這樣的情況，眼睛不生病才怪，請徹底改善。同時留意糖尿病或動脈硬化等慢性病。

【平衡度檢測】

下列 4 個情況若符合你最近的眼睛狀況，請打勾。

		CHECK
❶	看了近物，再看遠物，眼睛常常無法對焦。	□
❷	閱讀文字變得比較花時間，甚至經常會讀錯。	□
❸	在暗處要很久時間才能看到東西，甚至根本就看不見。	□
❹	看東西時會覺得物體歪曲或看見平常看不見的東西。	□

檢測結果

勾選❶的人

可能是掌控平衡感的睫狀肌退化。請把重點放在睫狀肌訓練，應該能有改善。

勾選❷的人

可能是支撐眼球的眼外肌退化。請把重點放在眼外肌訓練，應該能有改善。

勾選❸的人

可能是調整眼睛接收光量的虹膜肌退化。請把重點放在虹膜肌訓練，應該能有改善。

勾選❹的人

可能是眼睛接收到的情報無法順利傳達至腦部。請把重點放在大腦訓練，應該能有改善。

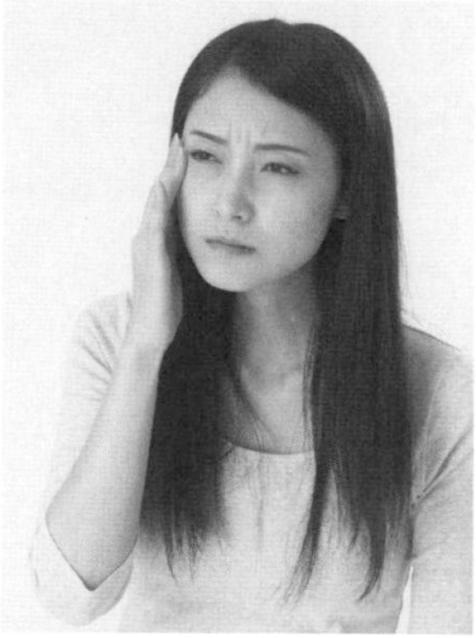

感覺閱讀速度慢或視線模糊，就是眼睛肌肉退化的證據。

DAY1：視力檢查 & 基本訓練

【頸部伸展】

與視神經相連結的頸部，若血液循環不佳就更容易導致眼睛不適。
所以可以先從改善頸部僵硬著手。

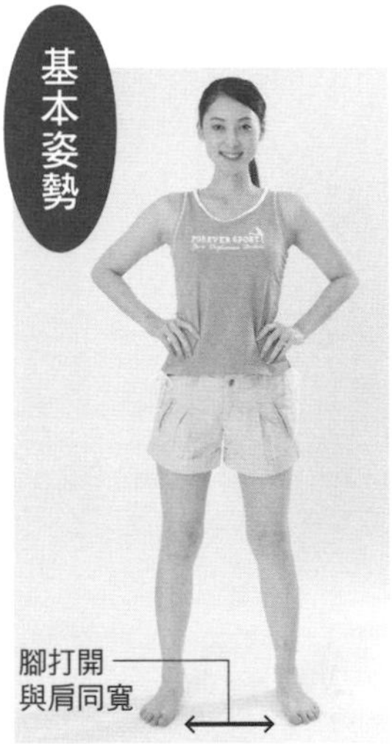

1 雙腳打開與肩同寬，雙手叉腰，眼睛注視前方，雙腳腳尖朝前保持平行。

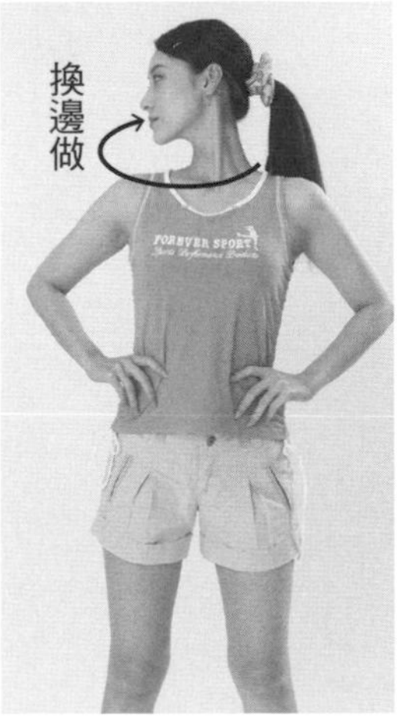

2 將臉朝右轉到底，慢慢吐氣，視線保持直視前方，維持4秒。再回到姿勢①，換邊做。

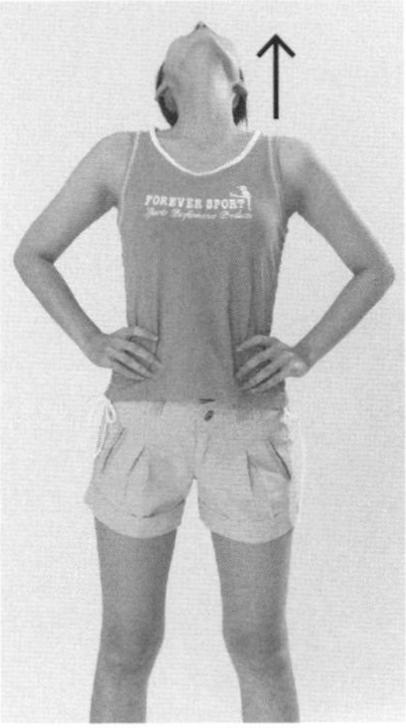

3 回到姿勢①，慢慢吐氣，下巴往上抬，盡可能地將頭後仰，維持4秒。

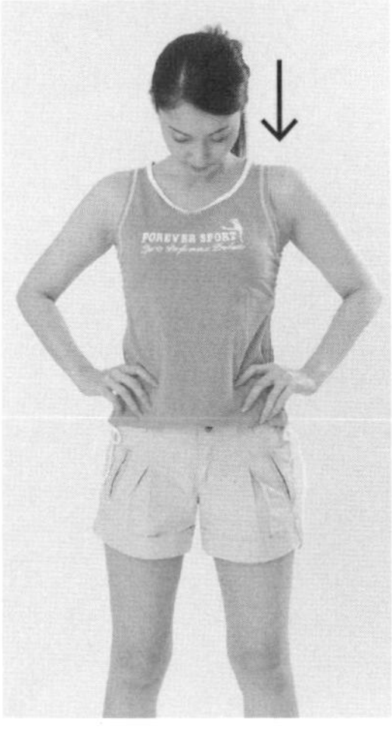

4 回到姿勢①，慢慢吐氣，下巴往內收，盡可能地低頭，維持4秒。

【眼部溫熱按摩】

搓熱雙手，溫敷眼睛，按摩眼周肌肉。讓眼睛放鬆的同時，可以促進血液循環，有助氧氣和養分的傳送。

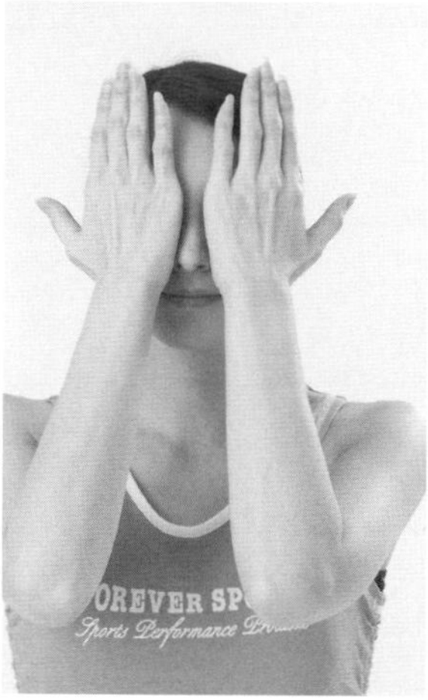

1

手掌輕輕壓在眼睛上，溫敷約10秒。注意不要太用力。

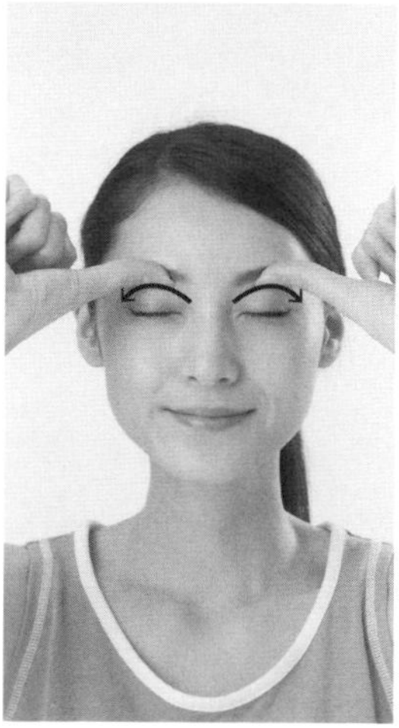

2

雙手大拇指輕按眉頭下方的骨頭凹處。沿著箭頭方向滑動手指，刺激眼周骨頭。

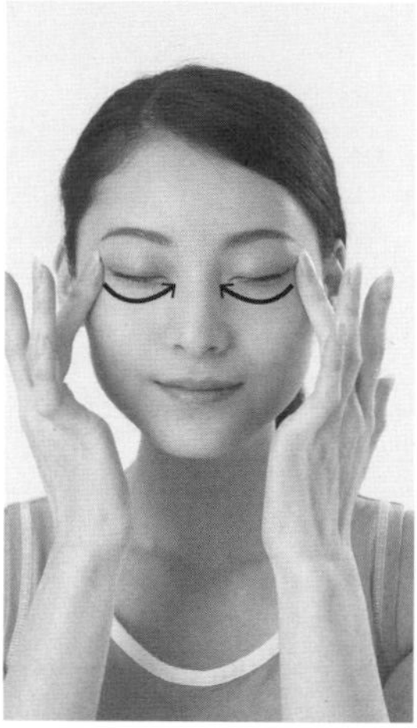

3

同樣方法按摩眼部下方（眼尾至眼頭），建議使用食指或中指按摩，小心別讓指甲戳到眼睛。

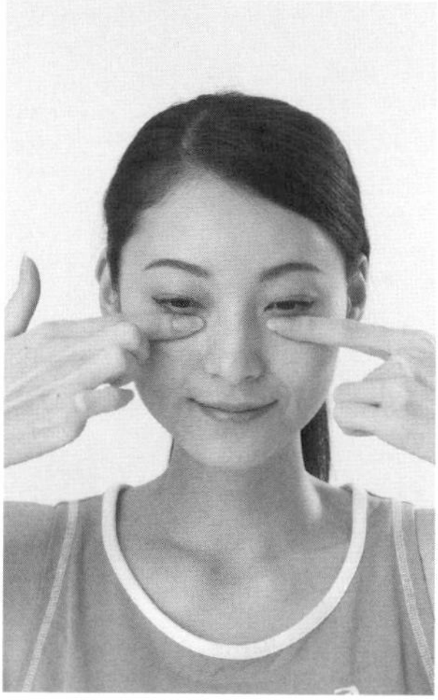

4

太過用力會傷害到眼球，請控制力道。

DAY1：視力檢查 & 基本訓練

【眼珠轉轉】

有意識地活動眼周肌肉，可以促進血液循環，讓僵硬的睫狀肌恢復彈性。也可以改善乾眼症、肩膀僵硬等問題。

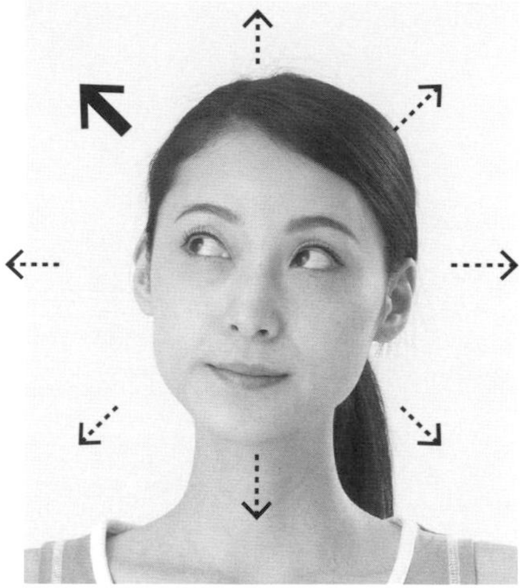

做法

1

臉部保持不動，眼球依右斜上方、右側、右斜下方、下方的順時針方向轉動，八個點各停留凝視 1 秒鐘。記住，臉要朝向正前方，只移動視線。

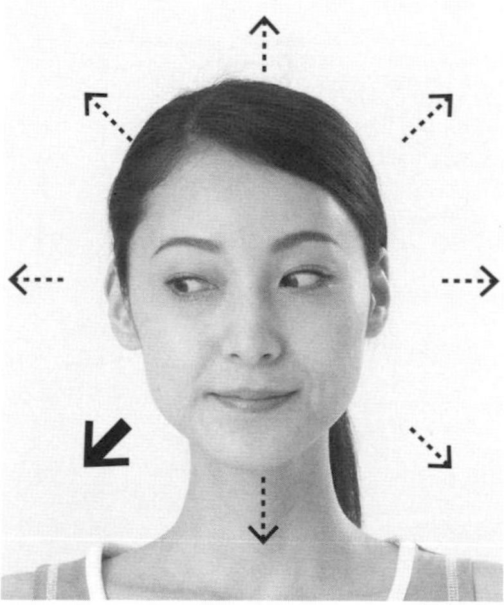

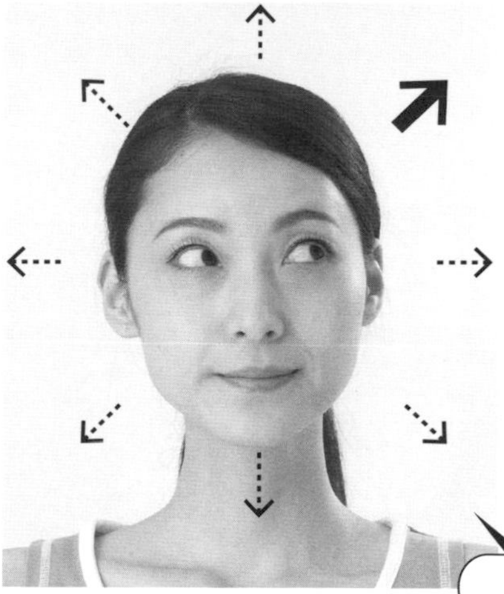

2 移動視線時，想像你的眼睛肌肉正在運動。

同樣方法，逆時針做一次。

【眼周穴道按摩】

在眾多眼周穴道中，睛明穴對於消除眼睛疲勞特別有效。可以促進血液循環、傳送必需養分，還能預防白內障。

按摩位置

睛明穴位於眼頭上方，眼睛覺得累時，就按摩一下。

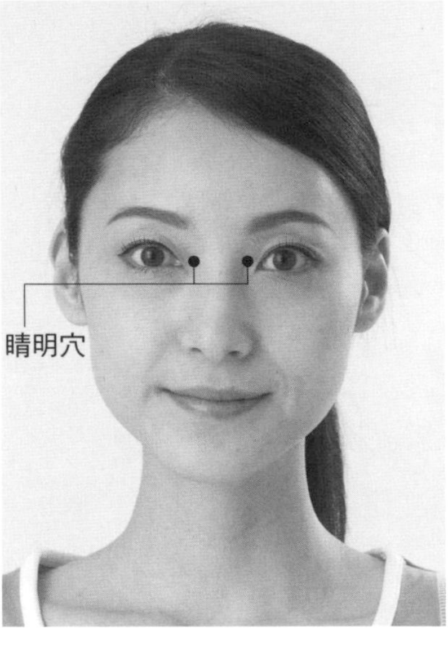

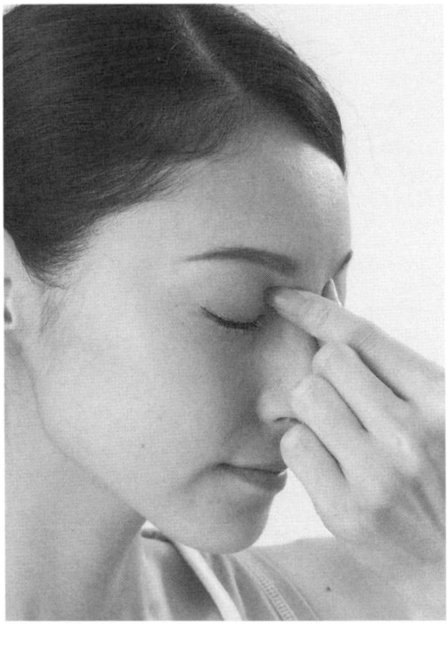

按摩方法

單手的大拇指和食指抓著山根，以舒服的力道按壓 5 秒。小心不要壓到眼球。

DAY2：睫狀肌訓練

【遠景 & 筆注視法】

※ 關於睫狀肌訓練，可參考 P68 的解說。

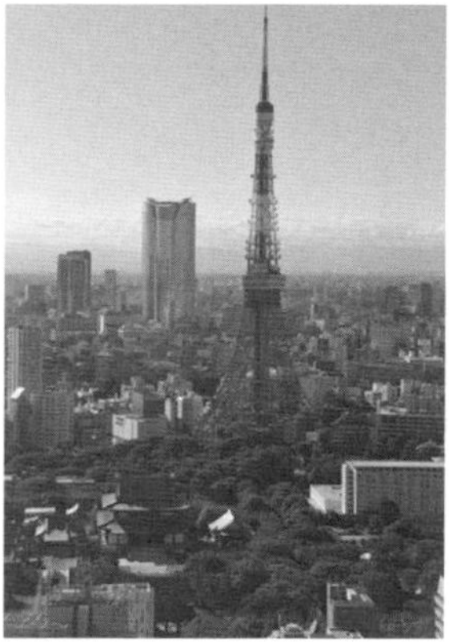

利用窗外或戶外的遠景練習，盡可能遠眺遠方的山或大樓。

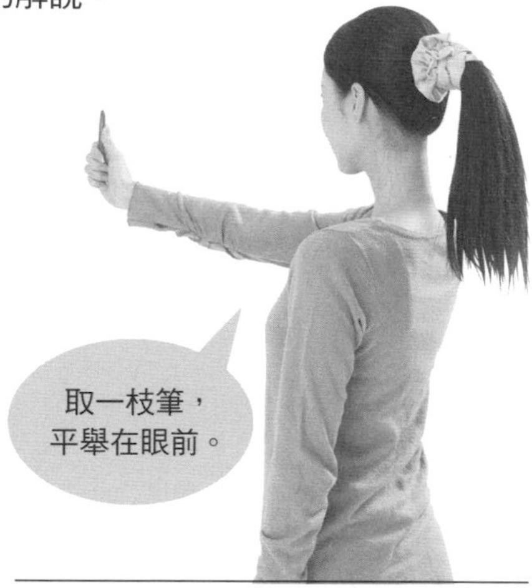

1 單手拿著筆，手伸直。

一次 3 回
一天 2 次

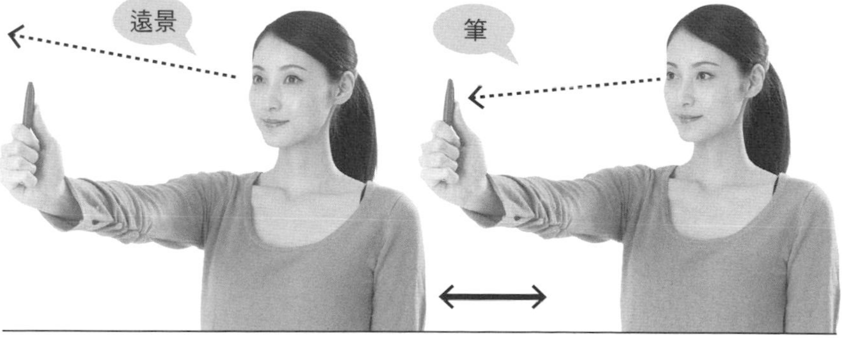

2 雙眼凝視筆 3 秒後，再眺望窗外的遠景 3 秒。這樣算一回，要做三回，重點是要專注地凝視。

DAY2：睫狀肌訓練

【手指凝視法】

準備工作
在手指貼上檢查視力的
C 記號或寫個文字。

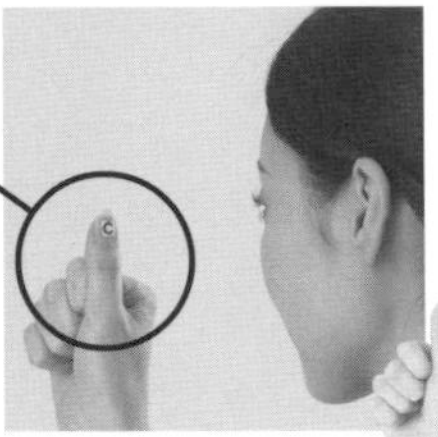

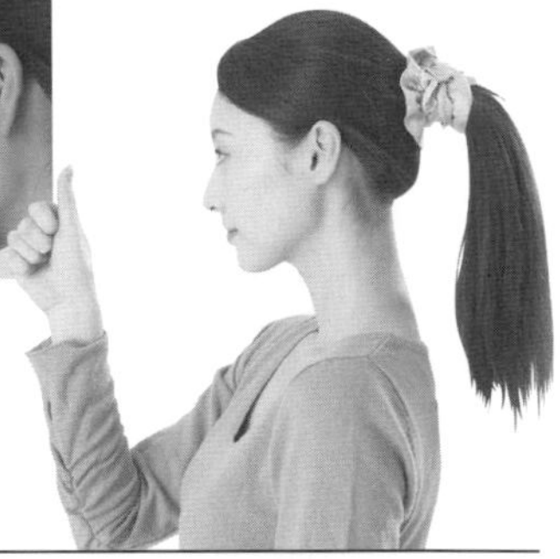

1 近視的人從雙眼可以清楚看見寫在手指上的字的位置開始，遠視的人則從雙眼看字模糊的位置開始。

1 秒往前伸

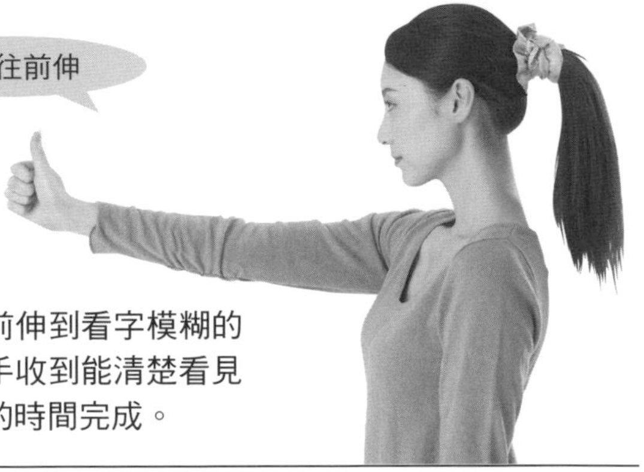

2 近視的人將手指往前伸到看字模糊的位置，遠視的人將手收到能清楚看見字的位置。以 1 秒的時間完成。

一次 3 回
一天 2 次

3 秒收回來

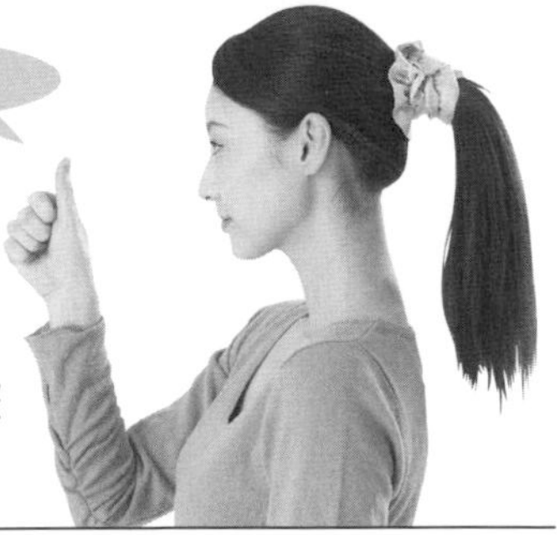

3 再以 3 秒的時間回到位置①。步驟①～③是一回，做三回。

DAY2：睫狀肌訓練

【遠方凝視法】

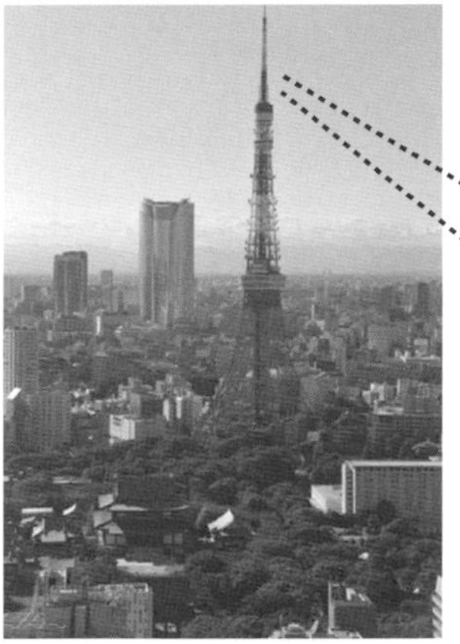

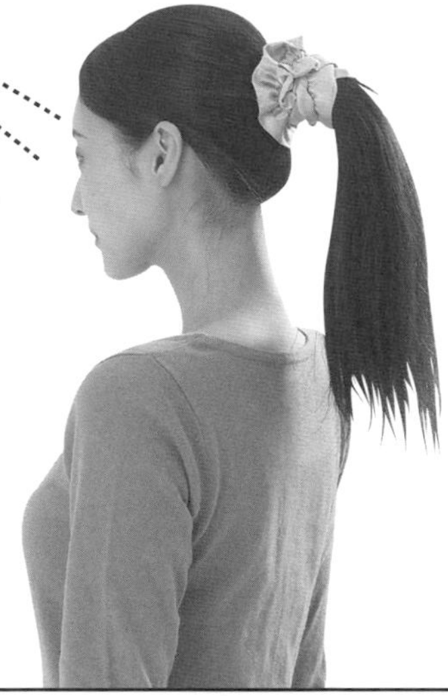

有意識地
雙眼凝視

1

雙眼凝視位於遠方、看得見的建築物或星星等物體。不只是看，還要全神貫注。

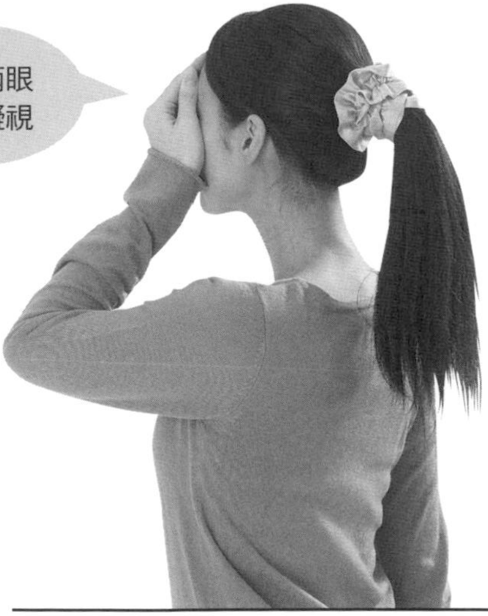

右左兩眼
交互凝視

2

用手遮住一邊眼睛，同①的方式凝視，然後再換邊做。

一次 3 回
一天 2 次

DAY2：睫狀肌訓練

【視覺接近法】

一次 3 回
一天 2 次

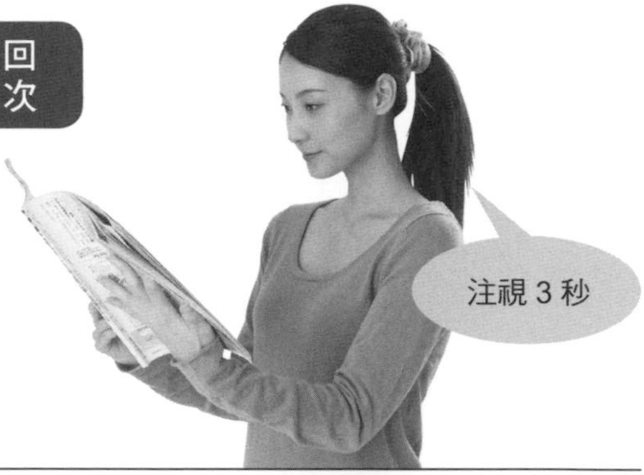

1

從報紙或書本、雜誌上的文字選出一個字，對焦凝視 3 秒鐘。

※ 不要挑選字體太小的。

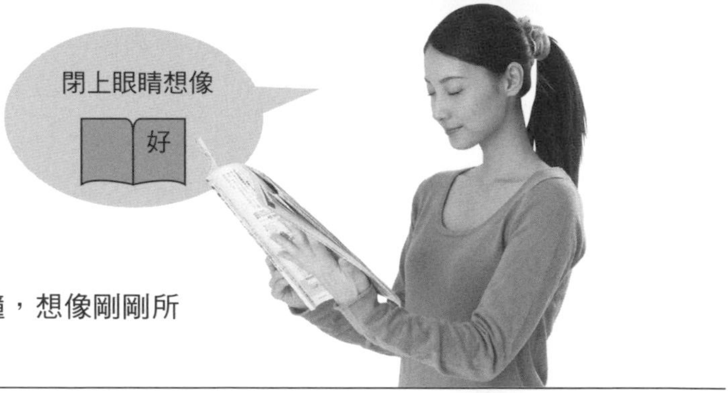

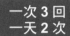

2

閉眼 3 秒鐘，想像剛剛所選的文字。

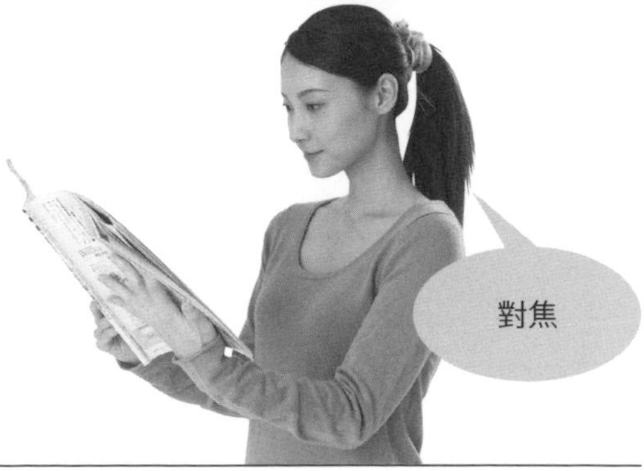

3

張開眼睛，對焦凝視所選的文字。步驟①～③為一回，做三回。

※ 習慣後，再將閉上眼的時間延長至 5 秒、8 秒。

DAY2：睫狀肌訓練

【三點凝視法】

一次 3 回
一天 2 次

使用【三點凝視卡】訓練

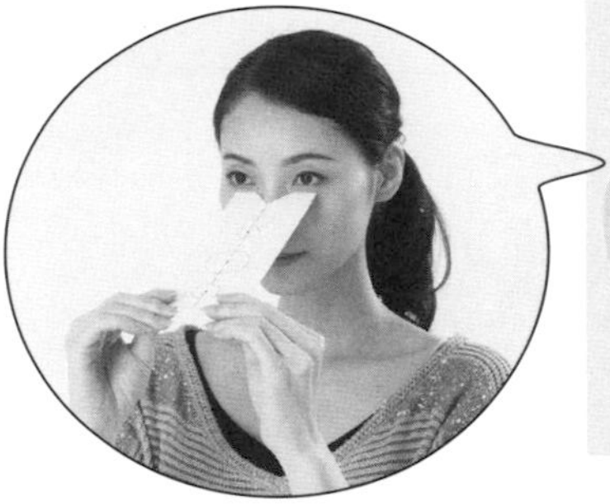

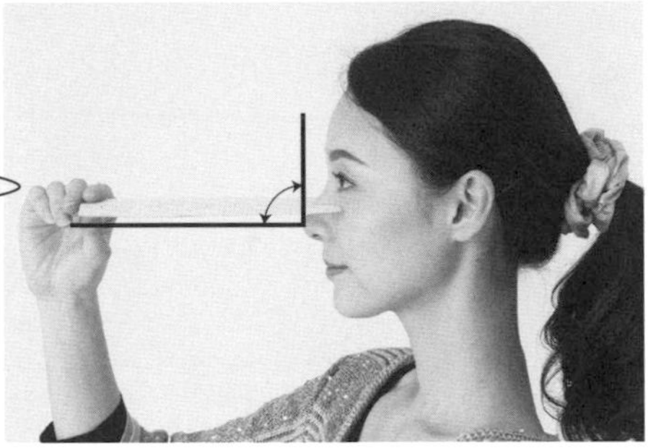

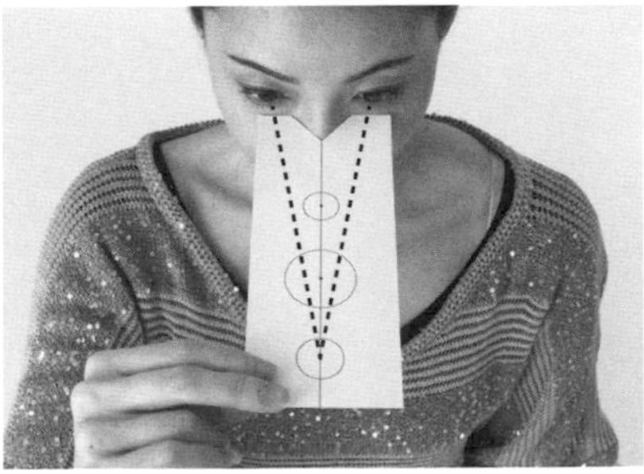

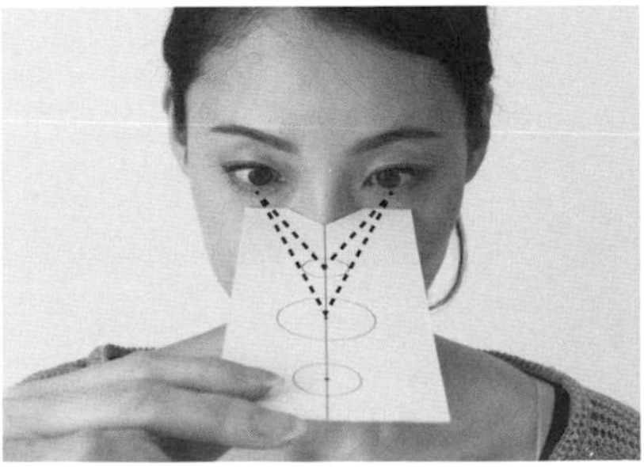

1 臉部朝正前方，將三點凝視卡的三角形缺口貼近鼻梁，紙卡平放與臉呈 90 度。

2 凝視最遠處的圓心黑點 1 秒鐘。

3 分別凝視中間和最近處的圓心 1 秒鐘。重複①～③的步驟算一回，要做三回。

※ 訓練時，裸視或戴眼鏡、隱形眼鏡都可。戴眼鏡的話，要留意三個圓都要在鏡框範圍內，不可以偏離。

DAY2：睫狀肌訓練

【平面遠近法】

❶ 時間限制為 60 秒，依ㄅㄆㄇㄈ注音符號的順序追視。

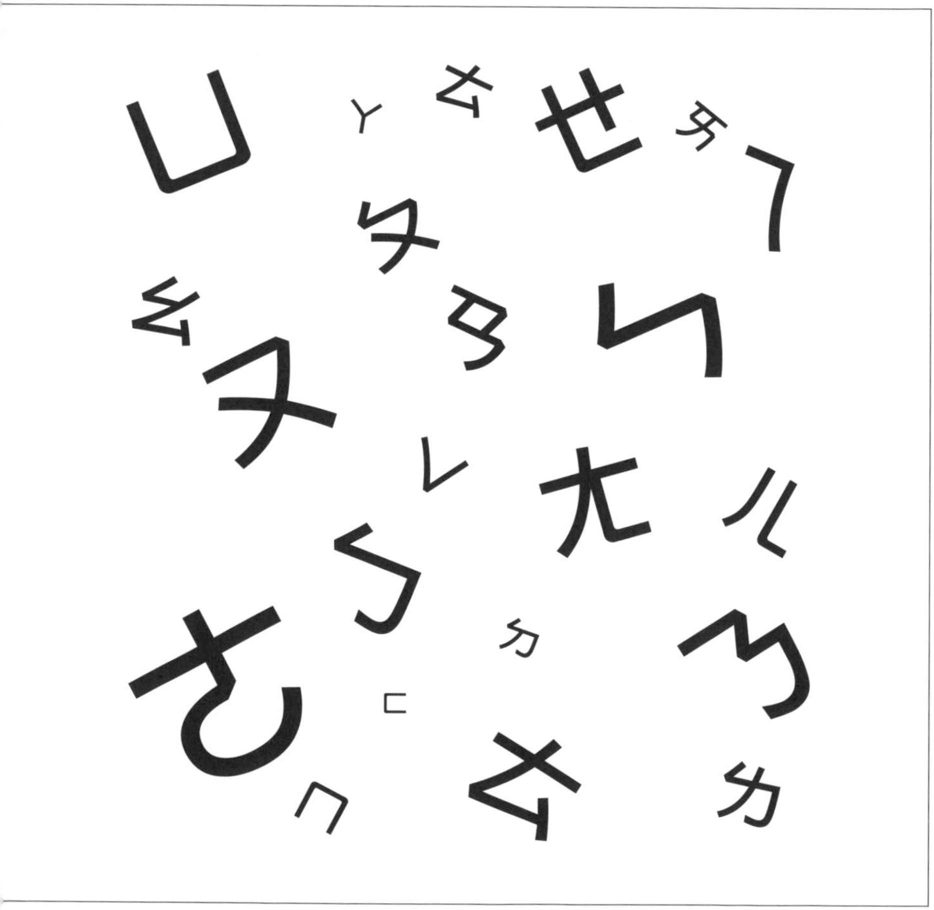

❷ 在 60 秒內追視完成的話，再追視任意組合的拼音（譬如「ㄅㄚ ㄅㄚ」爸爸」。

一次 3 回
一天 2 次

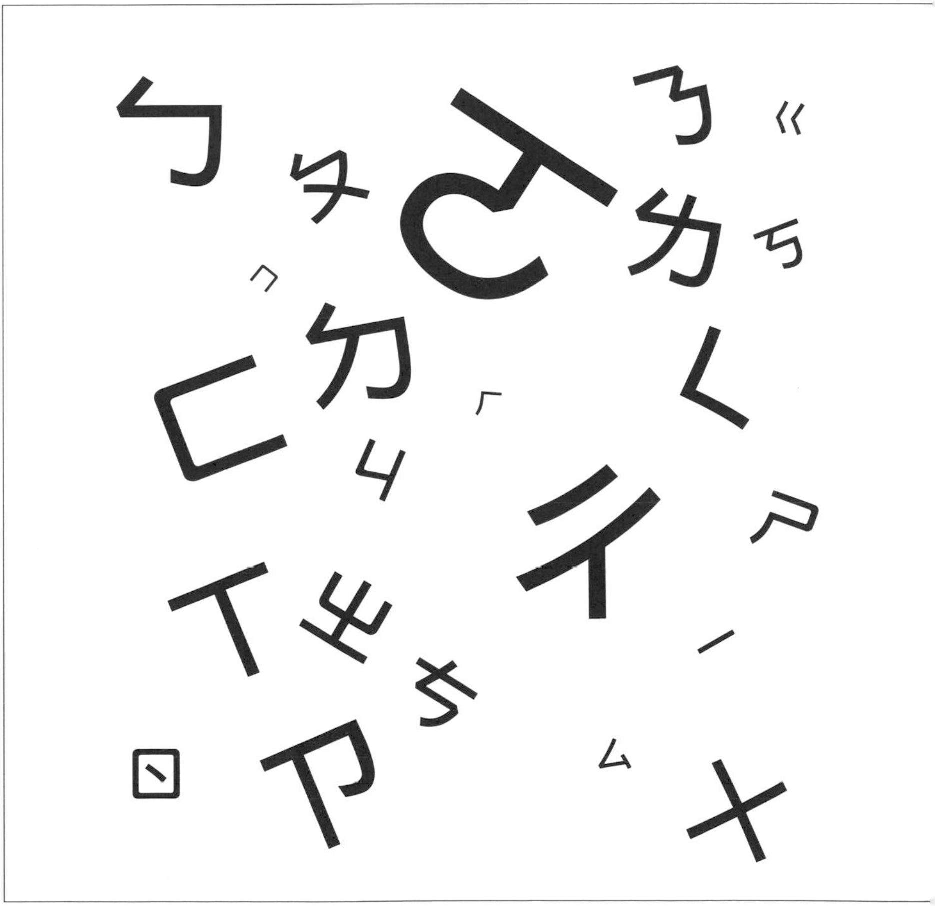

【瓶蓋投籃】

兩個小小的瓶蓋，可以有效擴展視野範圍，鍛鍊眼外肌。

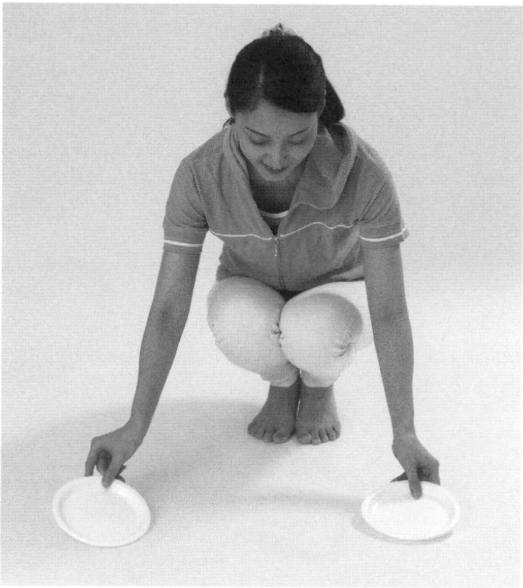

1 取兩個紙盤，放在離自己前方略遠的地板上，當成目標。

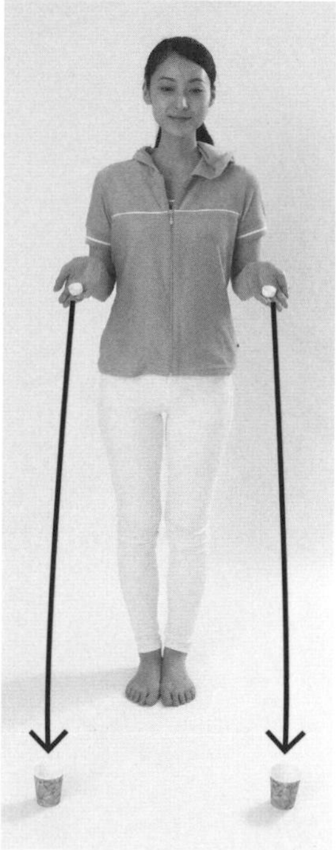

※ 關於眼外肌訓練，請參考 P71。

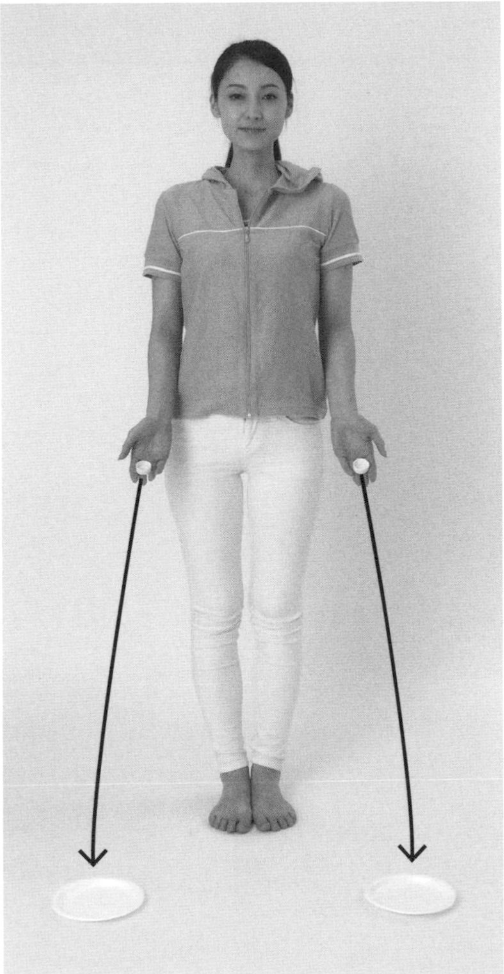

2 雙手拿瓶蓋，朝地上的紙盤丟。注意，臉朝前方不動，只能移動視線。先試單手，練習順利後，再挑戰兩手一起丟。

一天做 1 分鐘

習慣之後……

將紙盤換成紙杯，挑戰將瓶蓋投入杯裡。也可以變換與目標物的距離或角度來挑戰。

DAY3：眼外肌訓練

【數字快找①】

在下面數字①～㊿隨意分布的圖中，依序找出數字，用手指點出。追視數字時，臉部請保持不動，眼睛可上下左右、斜向地轉動，以達到訓練眼外肌的效果。

目標時間：
3 分鐘

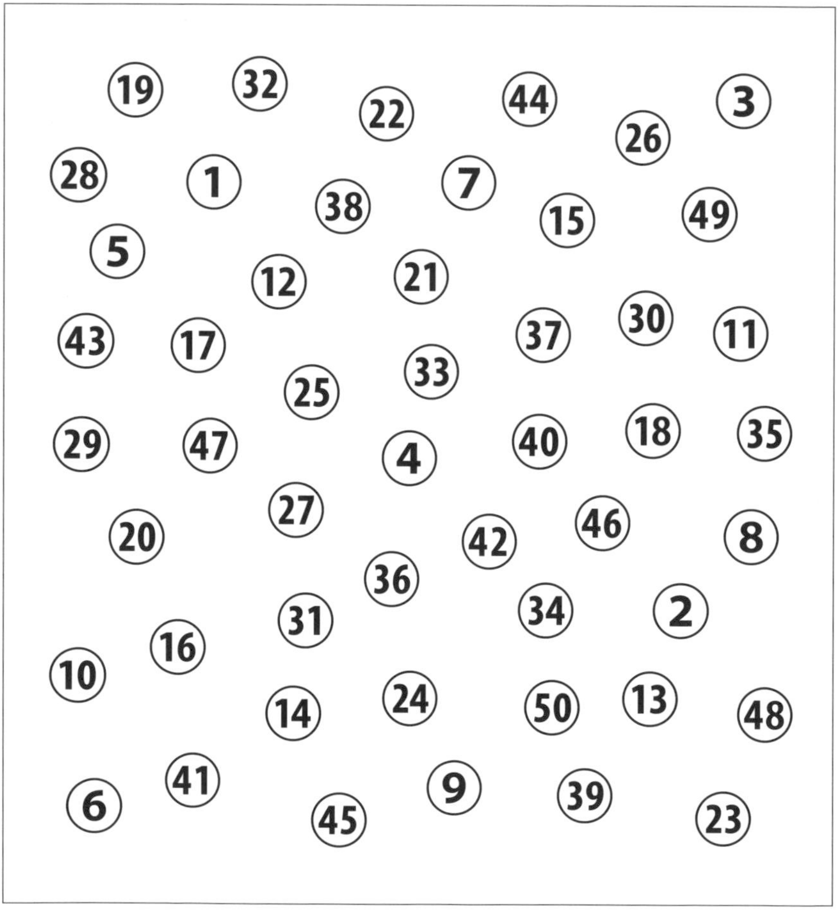

DAY3：眼外肌訓練

【數字快找②】

在下面數字①～㊵隨意分布的圖中，依序找出數字，用手指點出。追視數字時，臉部請保持不動，眼睛可上下左右、斜向地轉動，以達到訓練眼外肌的效果。

目標時間：3 分鐘

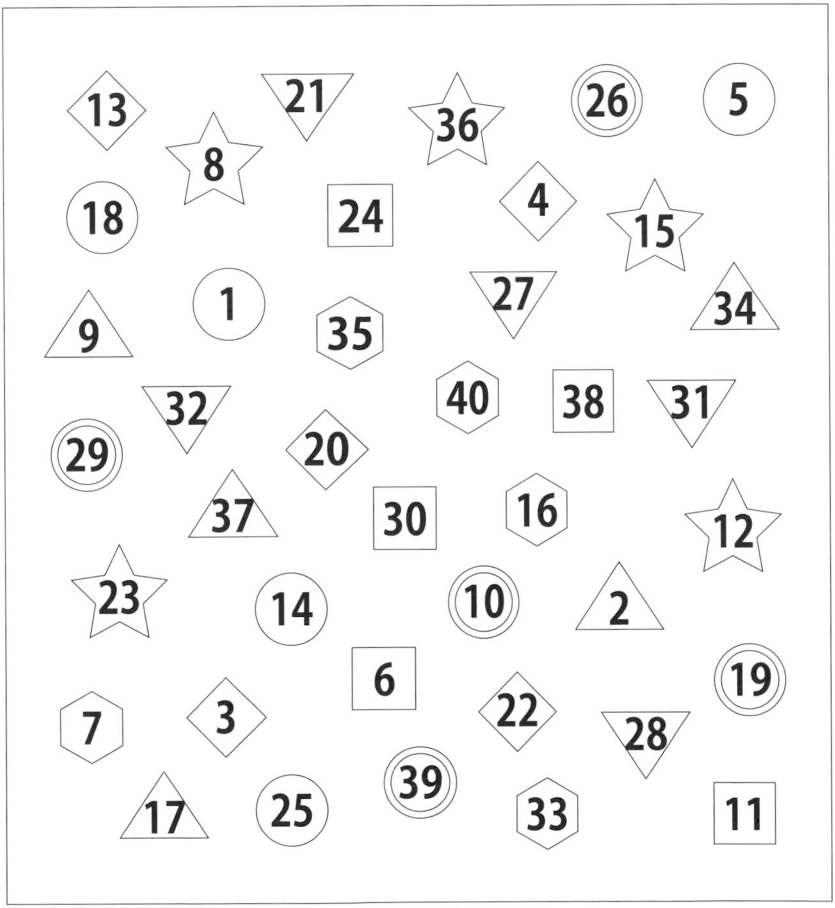

DAY3：眼外肌訓練

【數字快找③】

由左上方的數字開始，依序追視這些數字，並試著數一數有幾個「58」。

目標時間：
40 秒

47	32	28	49	58	19	29	36	58	73	87
85	27	86	58	13	63	96	72	18	58	91
83	48	26	63	58	49	83	21	58	71	11
44	59	38	85	70	57	45	23	11	58	34
55	26	53	81	82	89	85	39	41	29	53

解答請見 P40

DAY3：眼外肌訓練

【數字快找④】

由左上方的數字開始，依序追視這些數字，並試著數一數有幾個「365」。

目標時間：50 秒

921	365	893	421	743	365	389	821	447	128
365	158	632	563	389	291	365	452	623	361
278	365	312	358	365	532	452	365	542	289
765	639	365	399	231	586	235	121	365	363
431	109	981	732	199	365	398	321	256	423

解答請見 P40

DAY3：眼外肌訓練

【數字快找⑤】

由左上方的數字開始，依序追視數字，並試著數一數有幾個「9125」。

9214　3583　5382　2094　9321　2319　8567　9125

9125　1582　4369　1825　9236　8903　7321　1901

5963　7829　4768　2340　8532　1582　7143　3653

8567　2108　9468　9123　5869　9658　2683　3671

4569　9125　3974　6496　9125　2382　9564　5621

解答請見 P40

DAY3：眼外肌訓練

目標時間：
1 分鐘

7143	3285	9125	4358	7143	7398	9867	9525
9932	1586	2367	9125	8923	9125	9156	1834
1295	3852	4358	7852	4520	2064	9125	2509
5732	1945	1008	3233	9230	3528	4225	9172
8320	9125	2610	9129	3219	2658	6496	8429

【圖形快找①】

下列八個圖形中，只有兩個圖形相同，請在時間內找出來。

目標時間：40 秒

A	B	C	D
○△▽ □◎☆	○□☆ △◎▽	○▽☆ □◎△	○▽△ □◎☆

E	F	G	H
○□☆ △◎▽	○▽☆ △◎□	○△□ ▽◎☆	○□☆ ▽◎△

解答請見 P40

DAY3：眼外肌訓練

【圖形快找②】

下列八個圖形中，只有兩個圖形相同，請在時間內找出來。

目標時間：40 秒

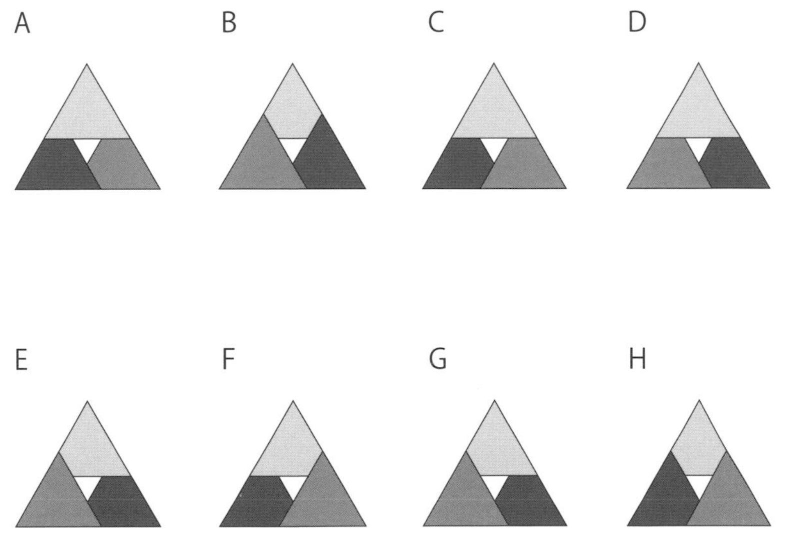

解答請見 P40

DAY3：眼外肌訓練

【圖形快找③】

下列八個圖形中，只有兩個圖形相同，請在時間內找出來。

目標時間：40 秒

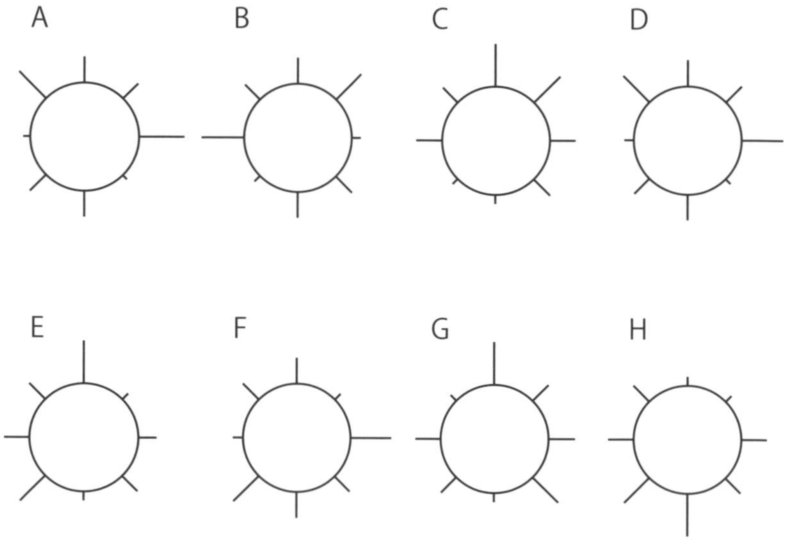

解答請見 P40

DAY3：眼外肌訓練

【圖形快找④】

下列八個圖形中，只有兩個圖形相同，請在時間內找出來。

目標時間：
50 秒

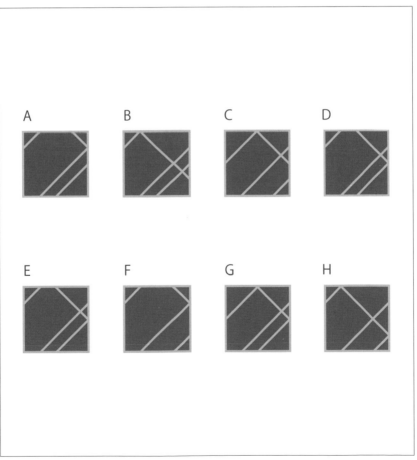

A

B

C

D

E

F

G

H

解答請見 P40

【隨機閱讀】

從下面的中文字中，找出單字的組合。試著找出下列等單詞。
（如：貓咪、高山、樹林、低谷、花朵、文化……）

目標時間：
一個單字 15 秒

青 貓 花 高 華 文

小 樹 壁 璧 情 精

眼 清 漁 谷 瓣

朵 化 身 少 薔 天 睛

咪 晴 明 微 林 牆

人 低 下 色 月

虹 脆 鯖 彩 文

夫 玉 薇 山 女 魚

DAY3：眼外肌訓練

【鋸齒海報】

將拉頁的【鋸齒海報】貼在牆上或用手拿著，幫助你提升視力。

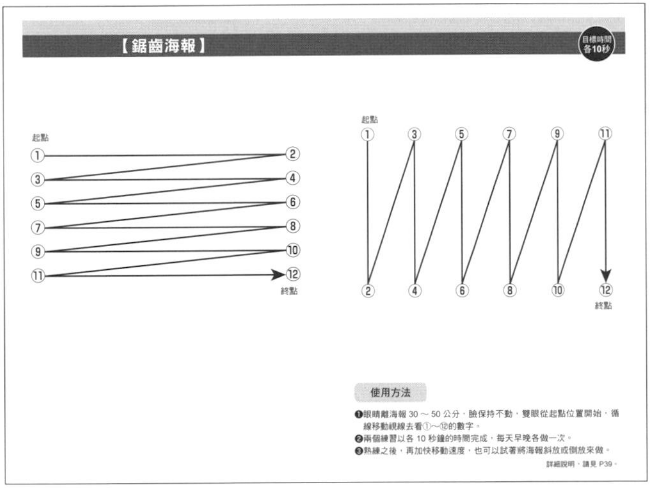

①眼睛距離海報 30 ～ 50 公分，臉保持不動，雙眼從起點開始，循線移動視線去看①～⑫的數字。
②兩個練習以各 10 秒鐘的時間完成，每天早晚各做一次。
③熟練之後，再加快速度，也可以反向追視回來。

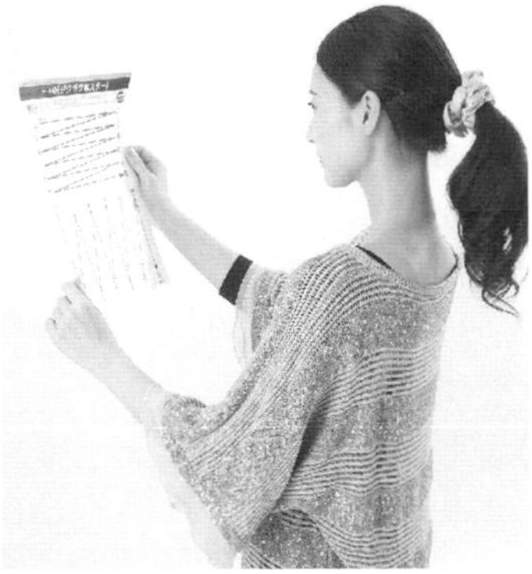

◎貼牆上！
◎手拿著！

POINT! 臉和身體不要動，只用眼睛追視，訓練眼外肌。

DAY3：眼外肌訓練

【圈圈海報】

將拉頁的【圈圈海報】貼在牆上或用手拿著，幫助你提升視力。

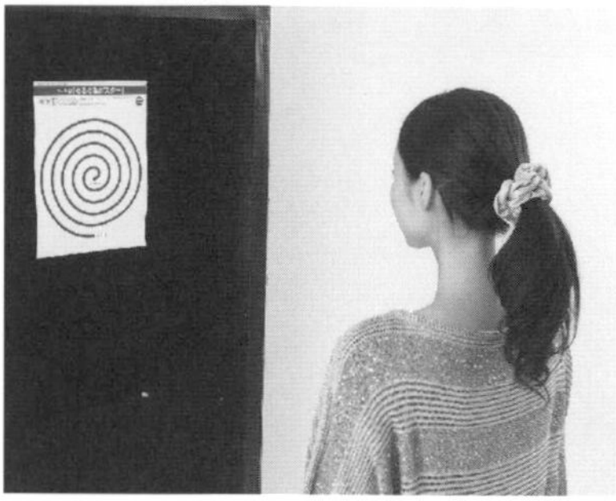

◎貼牆上！
◎手拿著！

①眼睛距離海報 30 ～ 50 公分，臉保持不動，雙眼從起點開始，循線移動視線至終點。
②以 10 秒鐘的時間完成，每天早晚各做一次。
③熟練之後，再加快視線的移動速度，也可以反向追視回來。

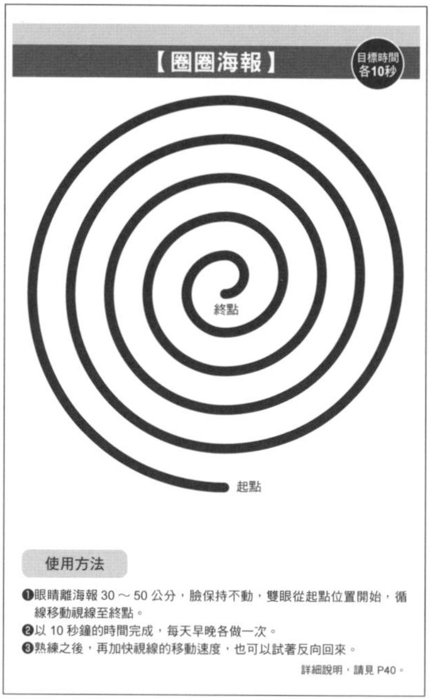

POINT! 臉和身體不要動，只用眼睛追視，訓練眼外肌。

解答
【數字快找③】7 個；【數字快找④】10 個
【數字快找⑤】9 個
【圖形快找①】B 和 E；【圖形快找②】E 和 G
【圖形快找③】A 和 D；【圖形快找④】D 和 E

DAY4：虹膜肌訓練

【殘影印象】

1 凝視下頁殘影印象中心位置約 20 秒，把畫面記下來。

※ 關於虹膜肌訓練，請參考 P73 的解說。

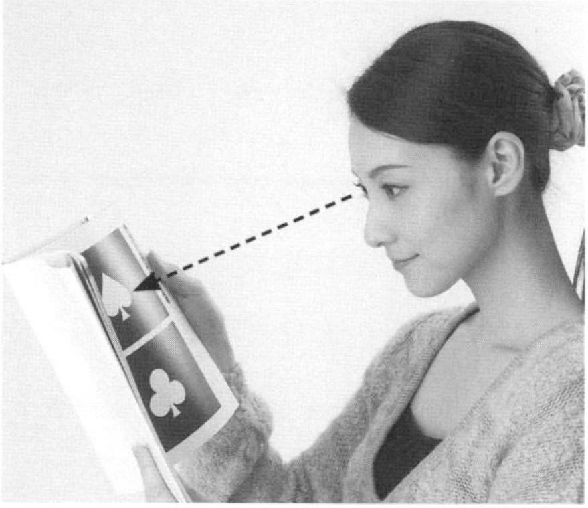

2 閉上眼睛後，會覺得在眼皮處隱約浮現出殘像（黑白反轉的圖像）。

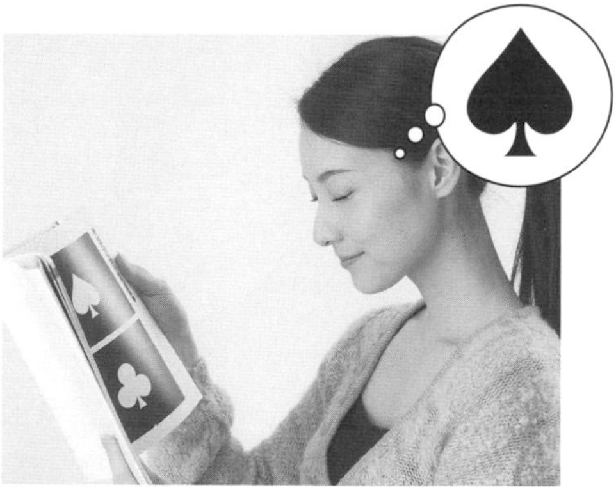

像這種感覺！

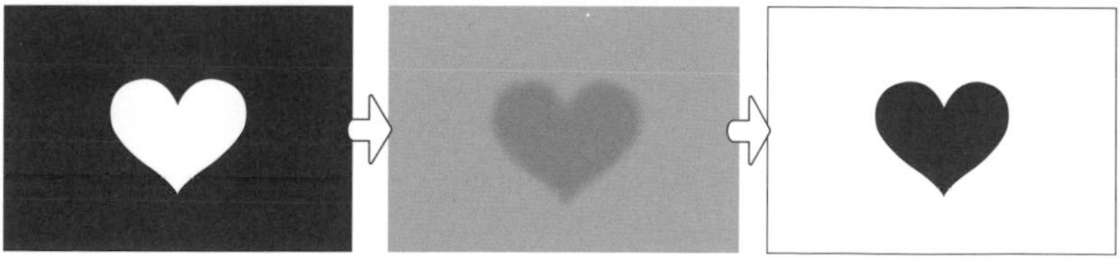

❶凝視圖像 20 秒，閉上眼睛。

❷會覺得在眼皮處隱約有殘影浮現。

❸再過一會兒，圖像會黑白反轉（殘像）。

【殘影印象①】

凝視圖像中心約 20 秒，記下畫面。

❶

解答請見 P47

DAY4：虹膜肌訓練

【殘影印象②】

凝視圖像中心約 20 秒，記下畫面。

❷

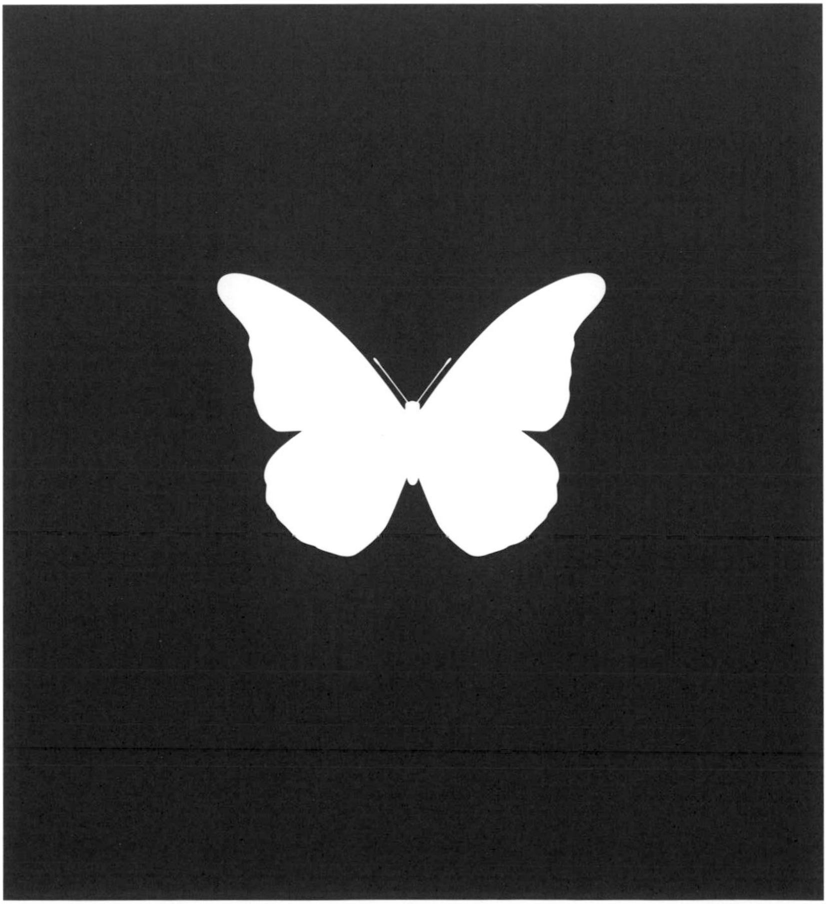

解答請見 P47

【雙層殘影】

下圖是一輪滿月與打開窗戶的圖像。先凝視右頁的滿月 30 秒，再將視線移至左頁的窗戶。然後，就會覺得看見打開的窗戶看到夜空中掛著一輪滿月。

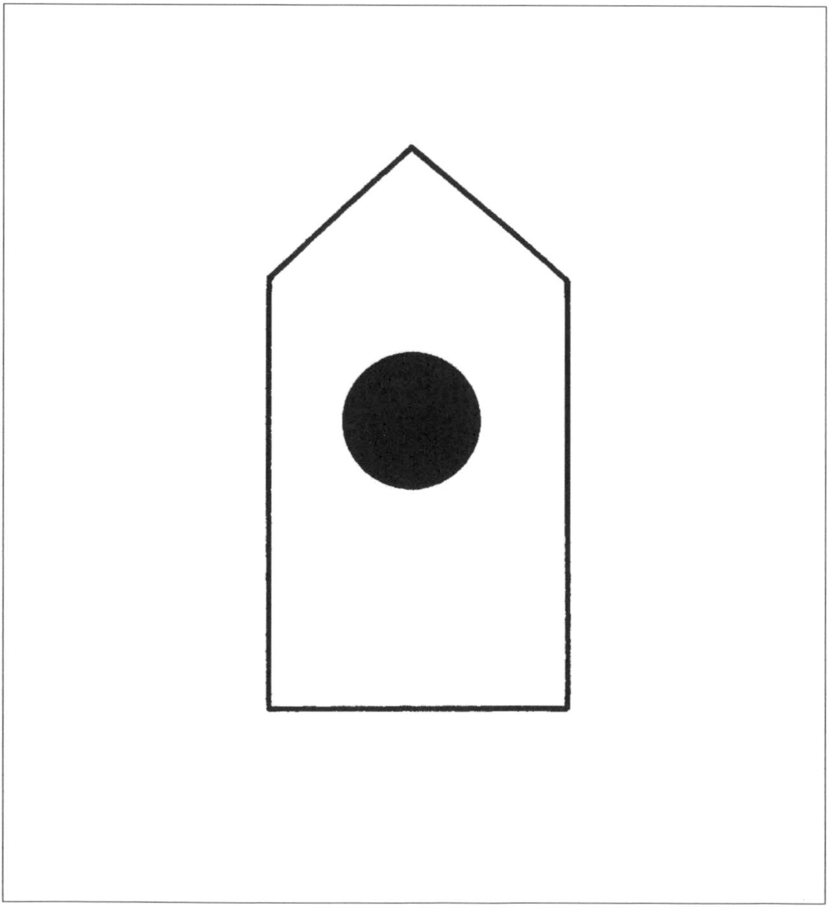

解答請見 P47

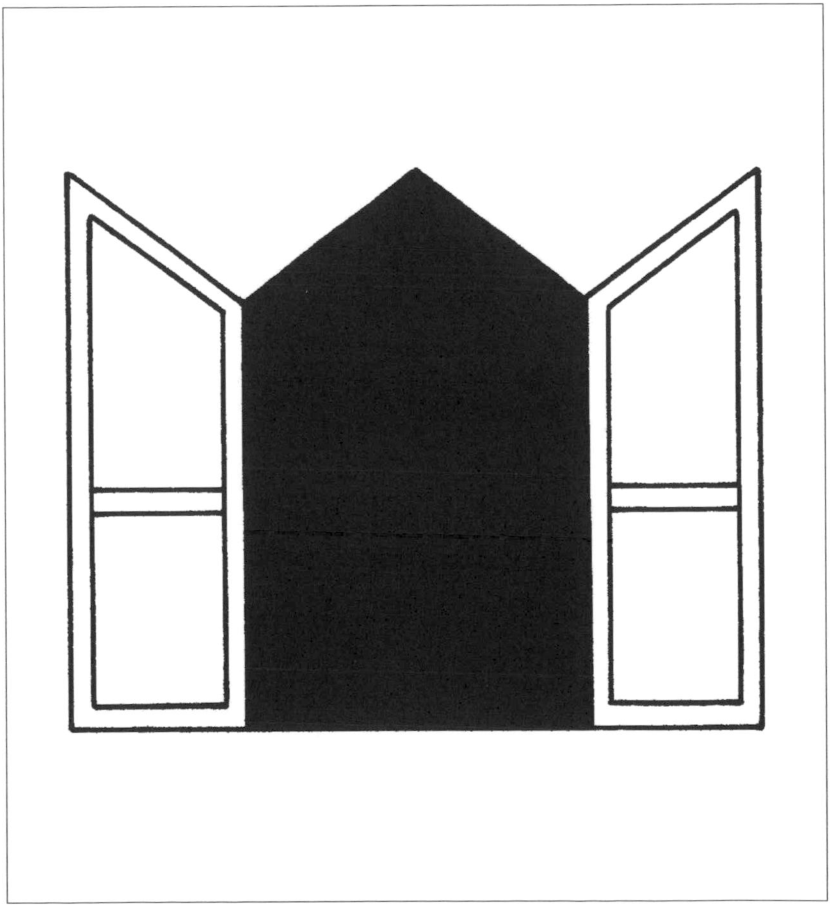

【雙層殘影】說明

1 先凝視 P44 雙層殘像圖像 30 秒，看著畫面，不要移動視線。

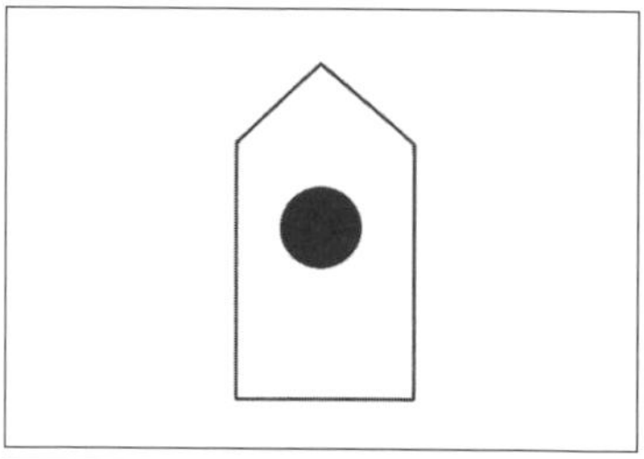

2 將視線移至 P45 的圖像，看著畫面，不要移動視線。

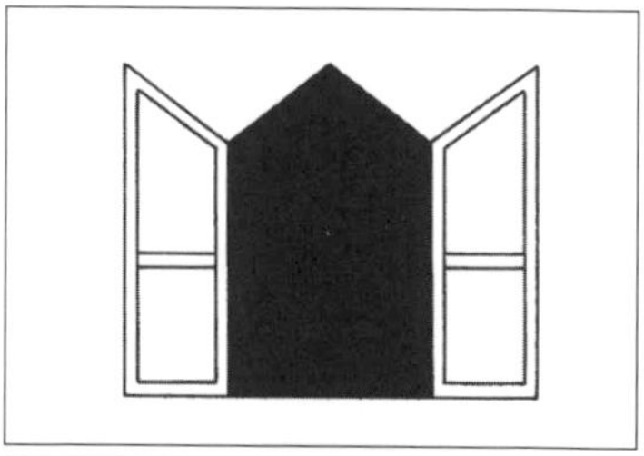

3 慢慢地，你會看見 P44 的殘影（黑白反轉）出現在 P45 的圖像裡。

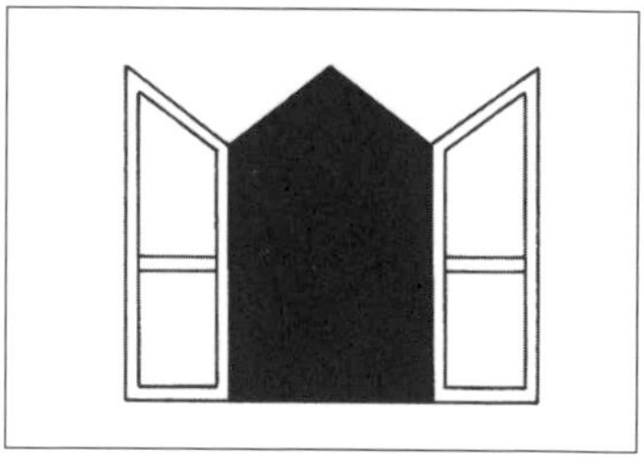

像這種感覺！

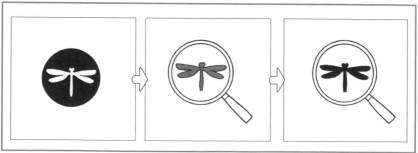

※ 看不到殘像的人，請試著延長凝視的時間。

DAY4：虹膜肌訓練

【明暗訓練】

利用檯燈電源，可以提升眼睛適應明暗的能力。不過，螢光燈跟紫外線一樣，都對眼睛不好，請使用暖色系的燈泡。

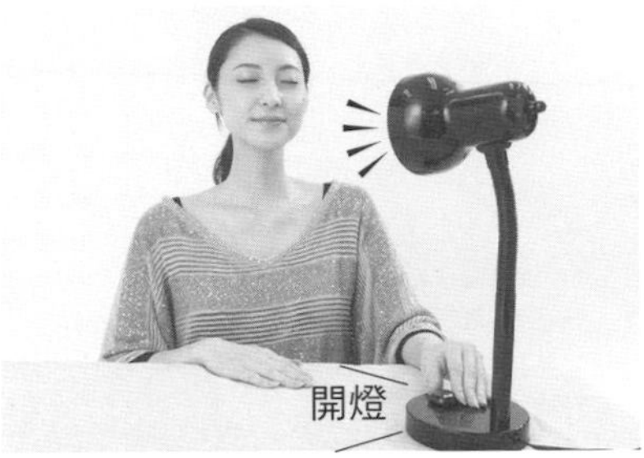

1 閉上眼睛，開啟電源，在閉眼狀態下對著光源 10 秒。

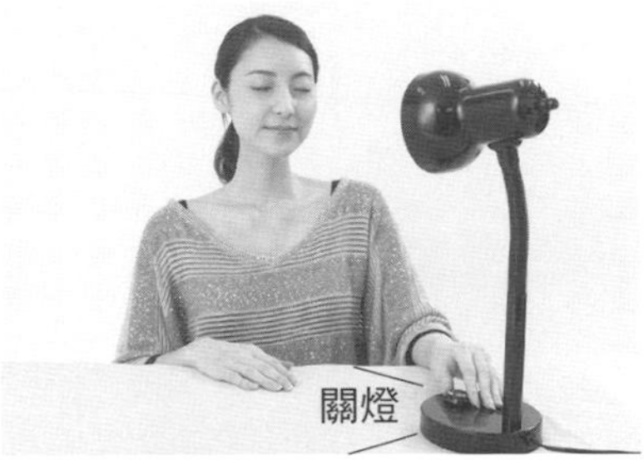

2 雙眼繼續閉著，關掉電源。10 秒後再開啟。開關燈算一回，一天做三回。

沒有檯燈的話……

一天 3 回！

❶在陽光下閉上眼睛靜數 10 秒。 注意不能直視太陽。

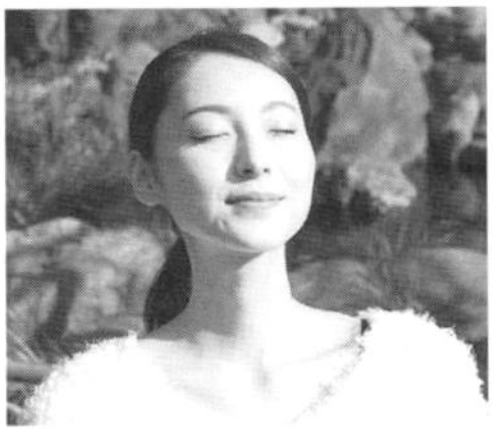

❷雙眼繼續閉著，用雙手完全阻絕光線 10 秒。①和②算一回。

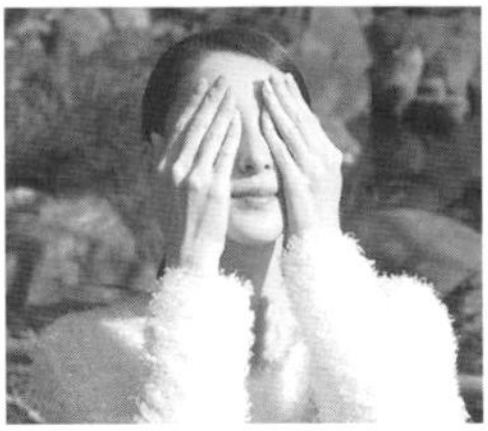

【P42 ～ 45 的解答】

【殘像印象】

【雙層殘像】

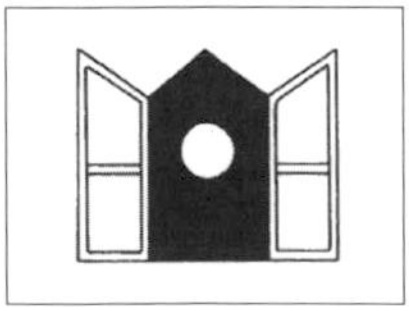

DAY5：大腦訓練

【快速換位】

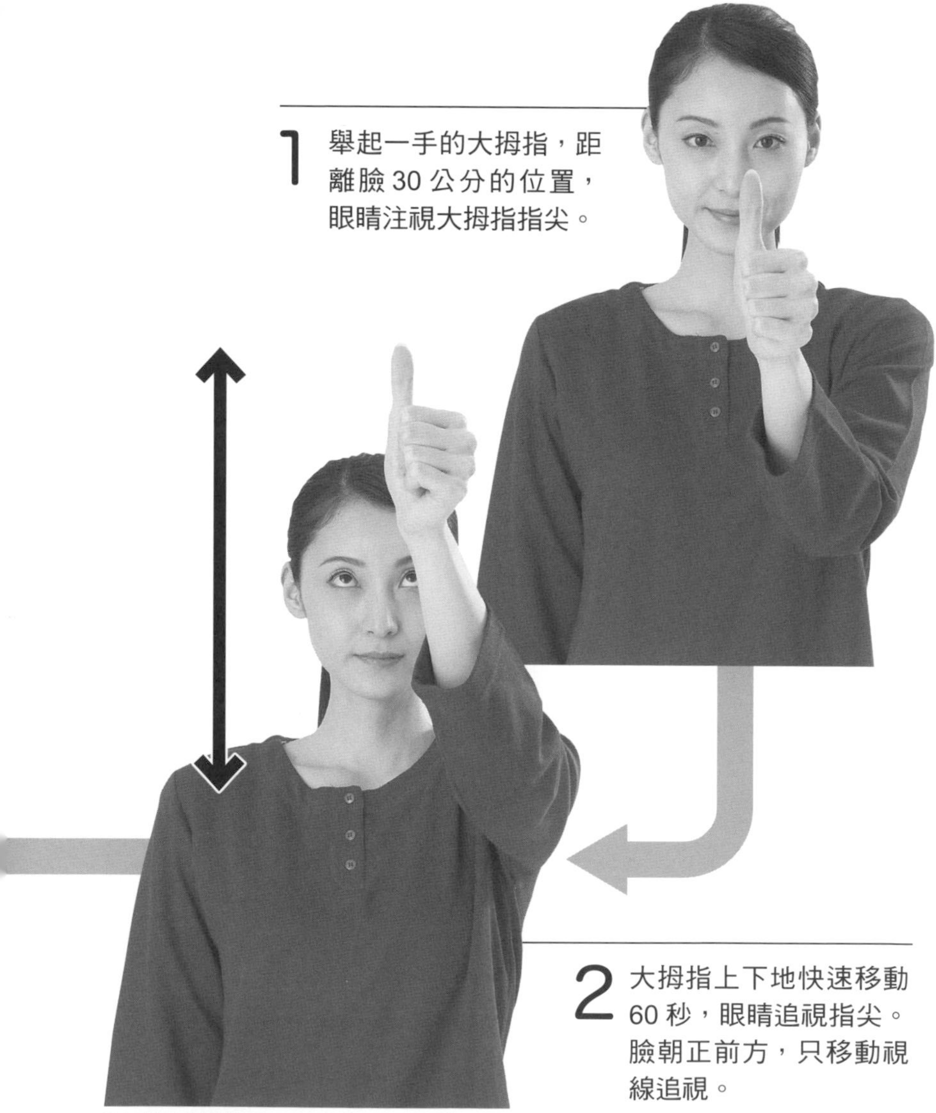

1 舉起一手的大拇指，距離臉 30 公分的位置，眼睛注視大拇指指尖。

2 大拇指上下地快速移動 60 秒，眼睛追視指尖。臉朝正前方，只移動視線追視。

※ 關於大腦訓練，請參考 P75 的說明。

4 將手斜方向地快速移動 60 秒，移動視線追視指尖。剛開始可以慢點，習慣後再加速，也可以反向地移動。

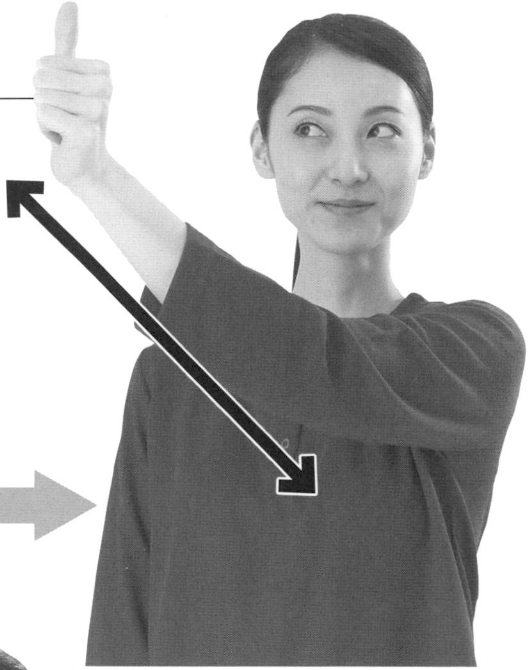

一天 1 回
每個方向
各 60 秒

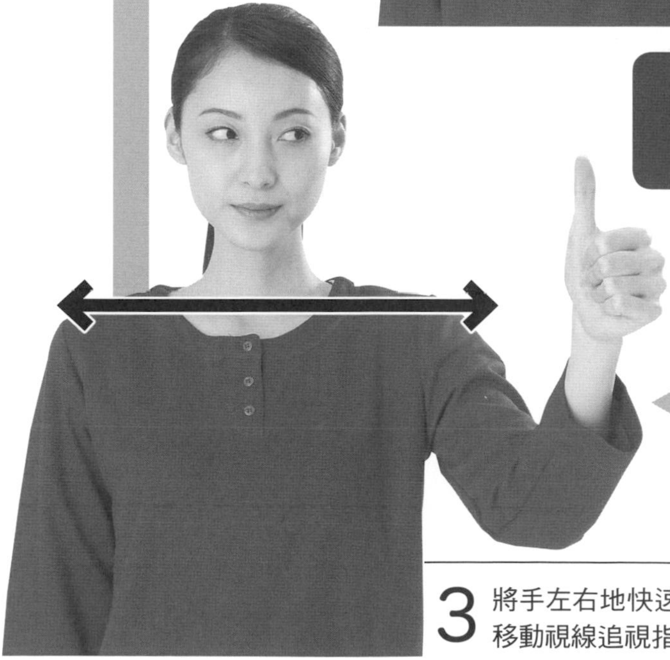

3 將手左右地快速移動 60 秒，移動視線追視指尖。

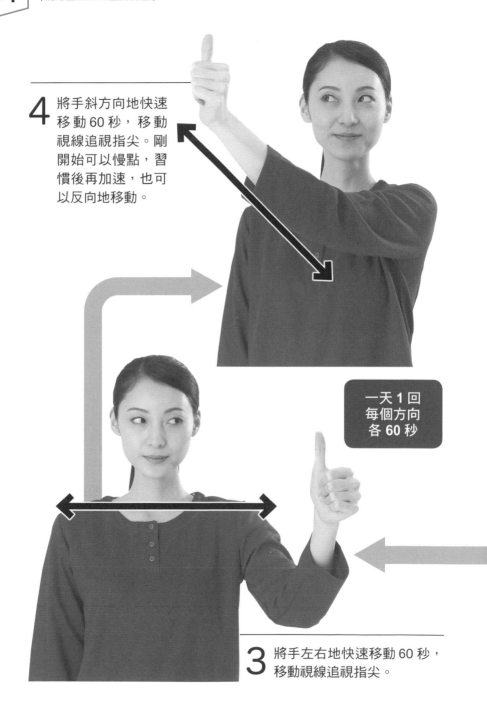

【快速找圖①】

Q1 以最快速度圈出下面英文字母中的 E。

限時：20 秒

A	F	G	E	O
L	B	W	Q	I
E	M	U	P	E
K	Y	V	Z	S
X	E	H	T	R
J	P	U	E	K

解答請見 P61

DAY5：大腦訓練

【快速找圖②】

Q2 以最快速度圈出所有的「△」和「☆」（注意，必須是同方向、同形狀）。同時找出「△」和「☆」圈起來。

限時：30 秒

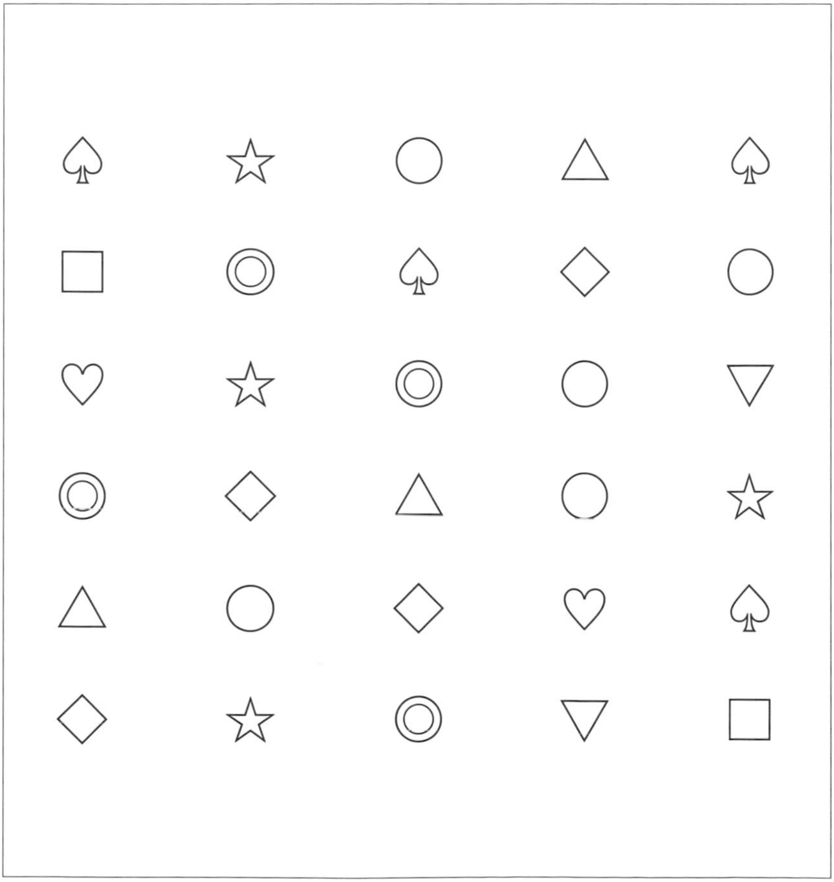

解答請見 P61

DAY5：大腦訓練

【快速找圖③】

Q3 將所有的「ㄅ」畫圈（〇），所有的「ㄔ」畫三角形（△）。同時找出「ㄅ」和「ㄔ」做記號。

限時：30 秒

ㄊ	ㄖ	ㄕ	ㄅ	ㄟ
ㄅ	ㄆ	ㄎ	ㄉ	ㄒ
ㄗ	ㄔ	ㄜ	ㄨ	ㄝ
ㄙ	ㄇ	ㄔ	ㄅ	ㄉ
ㄋ	ㄘ	ㄑ	ㄈ	ㄧ
ㄐ	ㄔ	ㄚ	ㄓ	ㄅ

解答請見 P61

DAY5：大腦訓練

【快速找圖④】

Q4 將所有「扌」部首的字畫圈（〇），「竹」部首的字畫三角形（△）。同時找出「扌」部首和「竹」部首做記號。

限時：40 秒

草	鍋	紙	捉	濟
笠	押	料	戀	算
虹	憮	誌	捕	盛
守	味	笛	則	鹽
海	道	皮	芸	崎
指	落	第	筑	浪

解答請見 P61

DAY5：大腦訓練

【快速找圖⑤】

Q5 不要轉動書本的方向，以最快速度找出英文字母的「Q」。

限時：50 秒

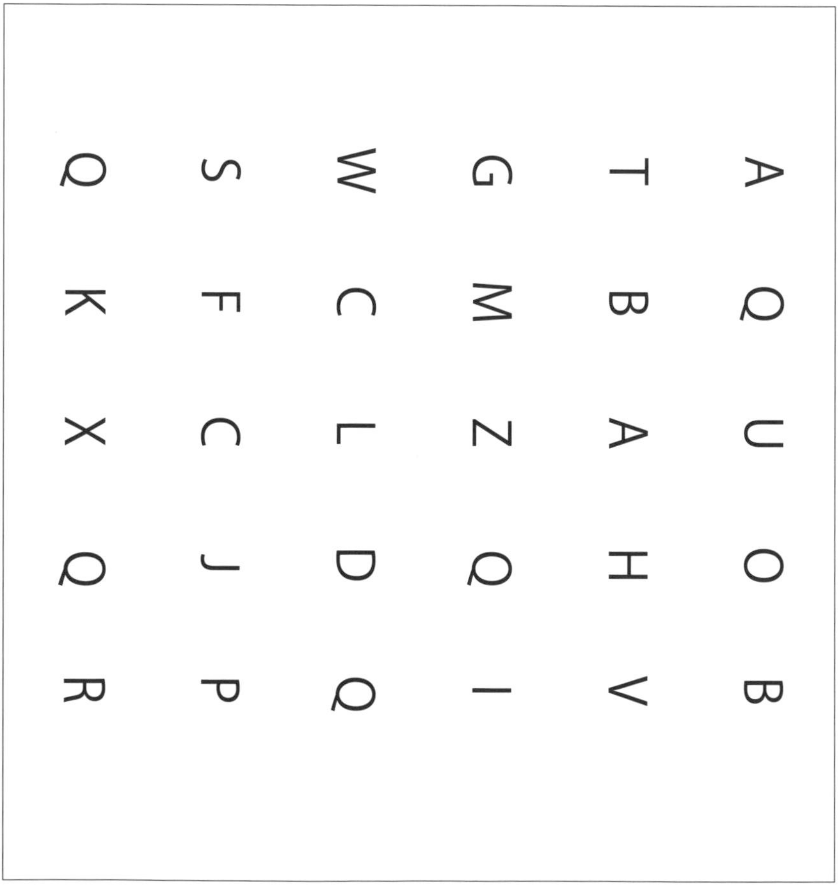

解答請見 P61

DAY5：大腦訓練

【快速找圖⑥】

Q6 不要轉動書本的方向，以最快速度找出「言」部首的字。

限時：50 秒

伴	彼	詩	桂	部	積
社	權	像	湘	株	新
記	版	陣	服	汁	說
勝	際	動	根	報	明
線	設	託	轉	坊	遲

解答請見 P61

DAY5：大腦訓練

【瞬視訓練】

從最上面開始，每一行只凝視 5 秒，記住數字後，於左頁的對應空格填入數字，數字正確，再進行下一行。
記住的數字越多，越能提升記憶力。

限時：各 5 秒

三位數①	3 1 5
三位數②	7 2 8
四位數①	5 7 2 0
四位數②	4 1 6 3
五位數①	6 5 0 8 3
五位數②	7 9 1 3 7
六位數①	3 1 8 4 6 9
六位數②	5 9 3 7 0 2
七位數	9 3 8 5 2 4 7
八位數	4 9 2 3 1 8 2 6

DAY5：大腦訓練

【瞬視訓練】解答欄

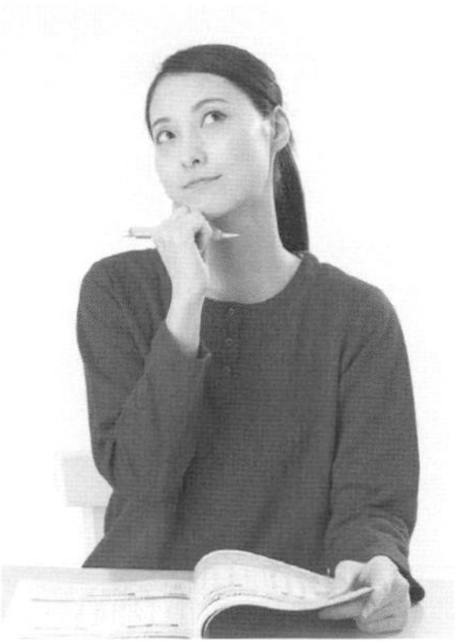

記下前一頁的數字，依序寫出來。

三位數①	
三位數②	
四位數①	
四位數②	
五位數①	
五位數②	
六位數①	
六位數②	
七位數	
八位數	

DAY5：大腦訓練

【迷宮圖①】

雙眼追視線條走完迷宮。從起點開始（上面或下面皆可），另一個起點當終點，要在限制時間內抵達終點。

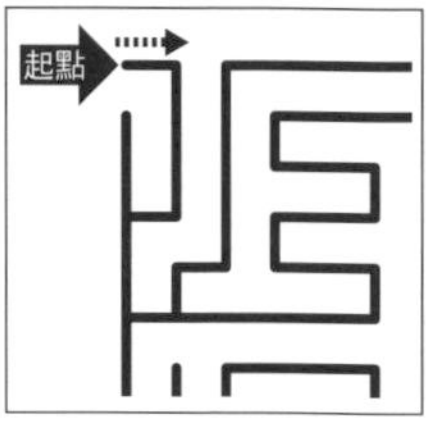

限時：30 秒

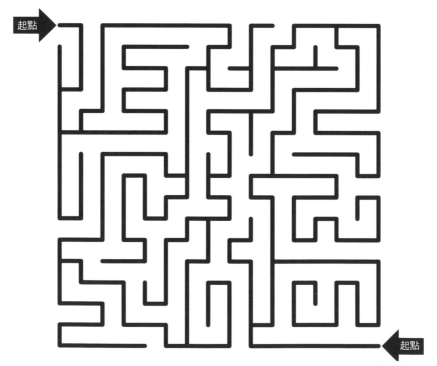

解答請見 P61

DAY5：大腦訓練

【迷宮圖②】

雙眼追視線條走完迷宮。從起點開始（上面或下面皆可），另一個起點當終點，要在限制時間內抵達終點。

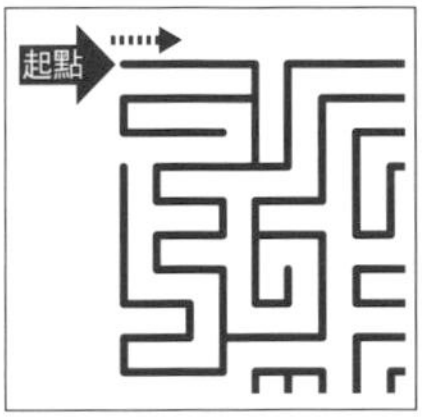

限時：30 秒

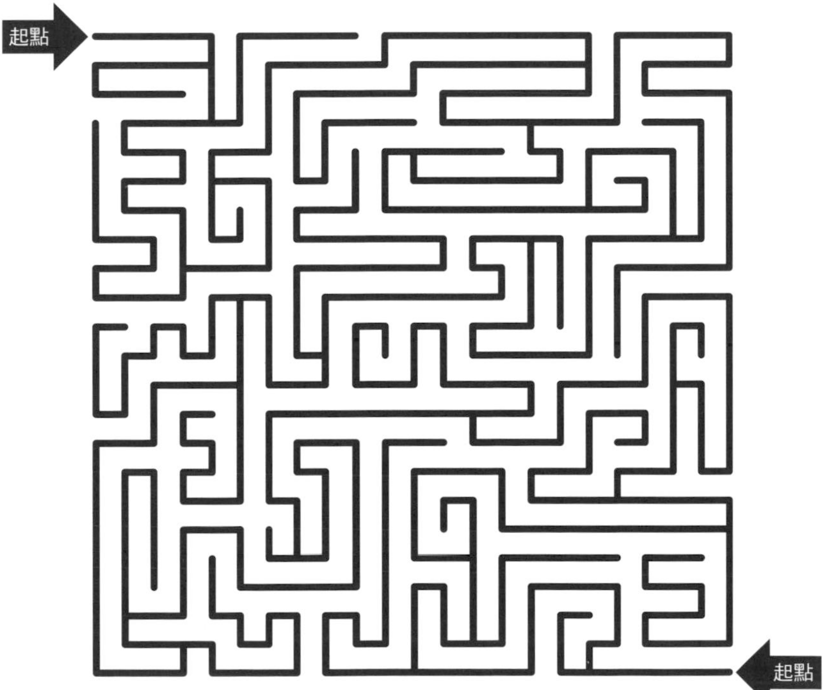

解答請見 P61

【季節畫描視】

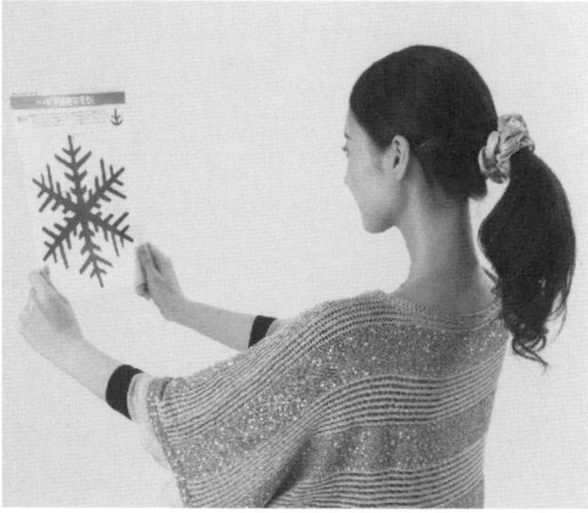

1 雙手拿季節畫，距離臉 50 公分，請摘下眼鏡或隱形眼鏡，在裸視下進行。

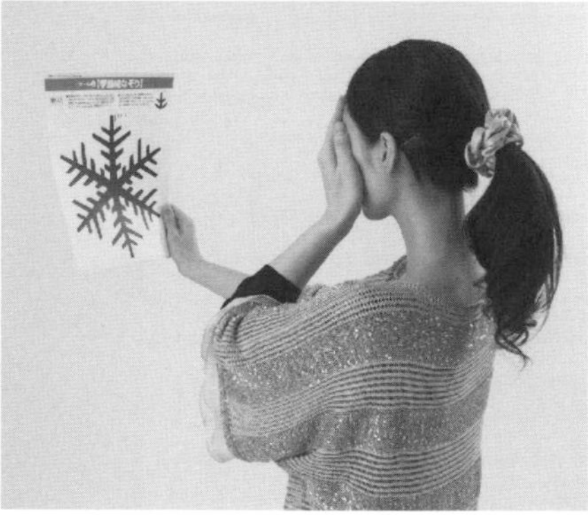

2 左手遮住左眼，臉部保持不動，右眼順時針循線移動視線至終點。描繪一圈後，再逆時針回來。兩邊眼睛早晚各做一次。

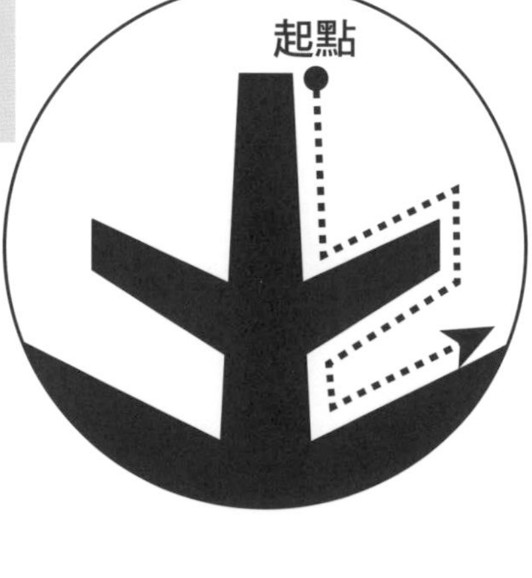

【P50 ～ 55 的解答】

【快速找圖①】5 個 【快速找圖②】「△」3 個 「☆」4 個
【快速找圖③】「ㄅ」4 個 「ㄔ」3 個
【快速找圖④】部首「扌」4 個 部首「竹」5 個
【快速找圖⑤】5 個 【快速找圖⑥】5 個

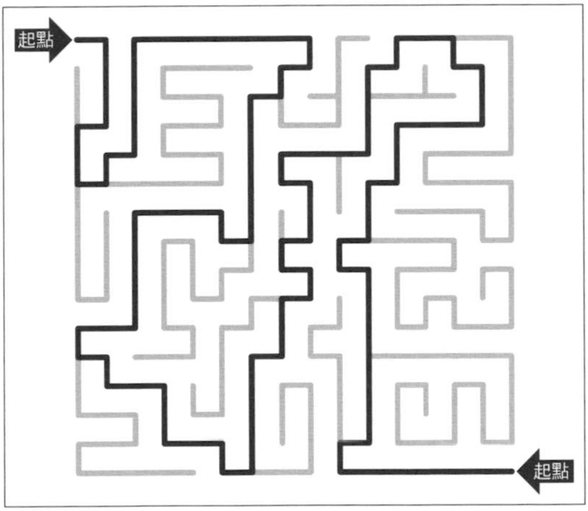

【迷宮圖①】的解答

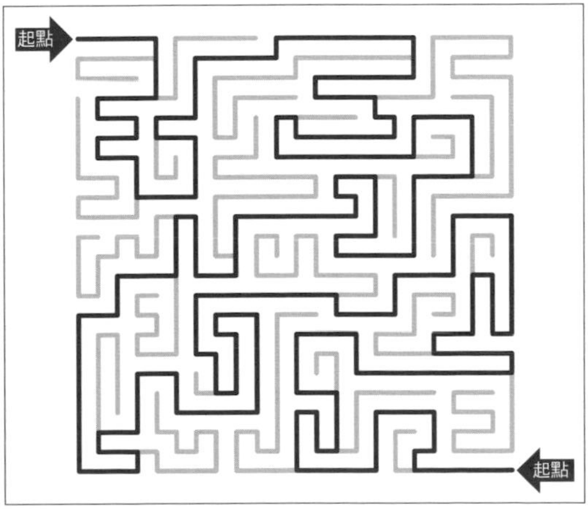

【迷宮圖②】的解答

DAY1：視力檢查 & 基本訓練

從眼睛看全身健康，改善生活習慣，就能預防視力問題。

日本諺語有句叫「眉目傳情勝於口」，也就是說眼睛會反映心理狀態。

比方說，人在充滿活力的時候，雙眸會炯炯有神。反之，身體不舒服的時候，眼睛就會無神。當我們心情起伏不定，懸著一顆心，精神不穩時，視線也會游移不定。

同理可證，眼睛也是身體狀況的展現。雖然有人說：「我身體明明就很好，眼睛卻還是有問題啊！」不過，根據我長年診治患者的臨床經驗，沒有人是身體健康，只有眼睛生病。

因為眼睛的疾病幾乎沒有自覺症狀，等到症狀明顯時，恐怕內臟器官也都受損了。總之，想要保健眼睛，維持整體身體的健康，才是最重要的事。

因此，我的五日重點練習，第一天的目標是了解自己的眼睛狀況，養成適當的生活習慣，之後就可以開始簡單而且有效的伸展操、按摩方法，以及預防眼睛老化的飲食。

這個五日重點練習千萬不要只做第一天就偷懶懈怠，每天持續做才能促進眼睛循環，預防全身疾病。

請先使用拉頁的【視力檢測表】、【散光檢測表】，檢測自身的視力狀況和散光程度，前面有詳細的做法介紹。

等待五天的重點練習完成後再檢測一次。雖然每個人情況不一定相同，但視力應該都有改善。

DAY1：視力檢查 & 基本訓練

遠離活性氧、促進血液循環，就能回復視力、預防眼疾。

■這樣過生活，小心血液變濃濁

糖尿病、癌症、腦中風是現代人熟知的生活習慣病，偏差錯誤的生活習慣絕不僅僅只會影響內臟健康而已。

糖尿病併發症的眼疾——糖尿病視網膜病變，以及水晶體變混濁而視力減退的白內障、視神經被壓迫而形成視野缺角的青光眼等，幾乎是生活習慣所導致。

錯誤的生活習慣讓血液變濃濁，血液循環變差。大家都知道血液負責將氧氣和養分送至全身細胞，當然也要送至眼睛，但攝取過多甜食或高脂食物，身體的脂肪會變多，血液就變濁，血液循環會變差，氧氣和養分無法順利地送到每個細胞的角落。更別說有許多微血管分布的眼睛，本來就是一個容易有血栓症狀的器官。

活性氧是導致血液濃濁的另一個原因。當我們睡眠不足、抽菸、飲食過量、激烈運動、長時間盯著電腦或電視等液晶螢幕看的話，就會產生活性氧。

活性氧最初的功能是擊退體內的細菌，但是大量產生時就會攻擊細胞，導致細胞變老化。

視線模糊、看東西不清楚等的眼睛老化症狀，就是因活性氧而起，是生活習慣病的前兆。

若已經有白內障、青光眼、糖尿病視網膜病變、飛蚊症、葡萄膜炎、變性近視、老年性黃斑部病變、角膜疾病等眼疾狀況，請暫緩第一天的伸展練習，以免過度刺激。請先接受眼科醫師診察，予以適當的治療。

■先認識眼球構造，再來訓練

非疾病導致的視力減退或眼睛不適，只要改善生活習慣，以及每天持續訓練，可以讓問題消失。

在開始訓練前，先來認識眼睛的構造。參考圖1就能理解，眼睛的構造就像一台精密的儀器。占眼球最大面積的玻璃體是一條無色透明的光源通道，它扮演著安全氣墊的角色，保護視網膜不受傷；同樣是無色透明的水晶體則扮演相機的鏡頭功能。

睫狀肌的功能是調整水晶體厚度，調節遠近的平衡度——藉由收縮動作來對焦，一旦功能衰退，就無法遠近對焦，視線會模糊。

虹膜肌好比是相機的光圈，會改變瞳孔大小，調整眼睛接收的光線量。一旦衰退老化，調整明暗的功能就會變差，待在黑暗處時需花較長的時間適應，也會看不見東西。

眼球構造與眼外肌

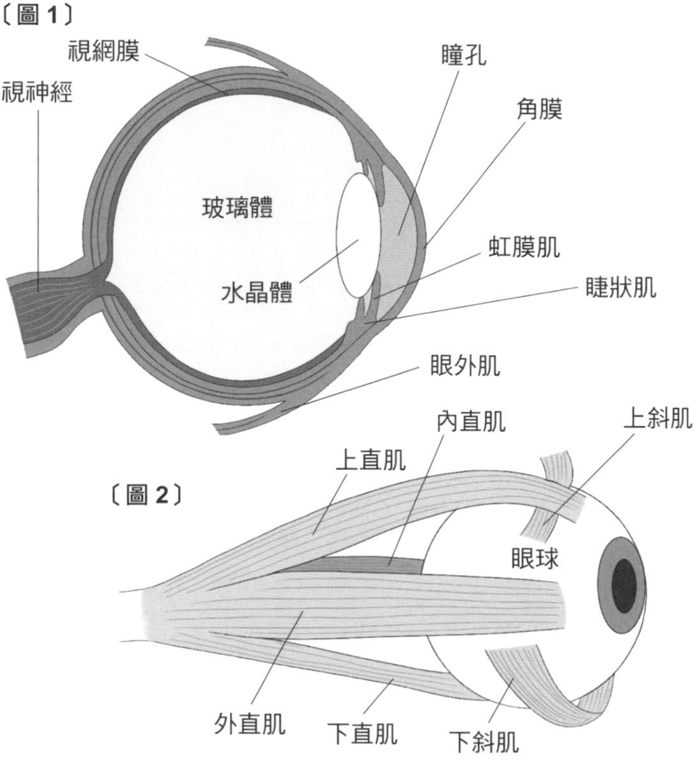

接著請看圖2。眼球的上下左右有六條肌肉支撐著，這六條肌肉總稱為眼外肌。眼外肌肌力若是衰弱退化，閱讀文字的速度會變慢，還會經常讀錯字。

如果鍛鍊好這些肌肉，便能改善視力減退、眼睛不適等問題。請先做第一天的訓練，促進血液循環，提升第二天以後的訓練效果。

DAY2：睫狀肌訓練

看遠看近的訓練，恢復睫狀肌的對焦能力。

■負責對焦的睫狀肌，因為3C普及而加速老化

睫狀肌，在我們看東西的時候扮演調整對焦的角色，若以相機比喻，可以把它想像成是自動對焦功能。而相當於相機鏡頭的水晶體，是依賴從睫狀體延伸的纖維、睫狀小帶在支撐固定，看近物的時候，睫狀肌會收縮，水晶體變厚；看遠處時，睫狀肌會鬆弛，水晶體變薄，藉由這樣的動作來對焦。只要睫狀肌柔軟有彈性，就算視線前方的物體遠近快速變化，也不會有模糊感。

但是，當睫狀肌的肌力衰退，不論看遠或是看近都會覺得視線模糊。尤其是四十五歲以後的

老花眼，很難看清楚報紙、手機螢幕上的字，是許多人的困擾。

最近，常聽到有病患反映：「還沒到老花眼的年紀，卻要戴老花眼鏡。」、「突然就近視了。」這都是因為電腦3C產品的普及，讓我們過著老是看近物的生活，加速睫狀肌老化所致。

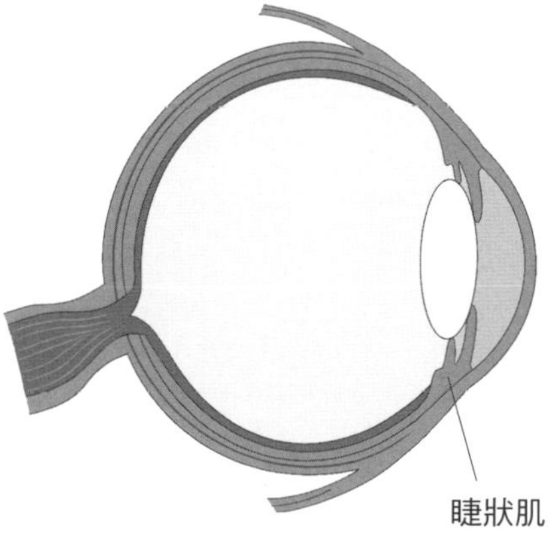

■每天練習看遠看近，不再視線不清

因頻繁使用電腦導致的睫狀肌衰退，也是一種生活習慣病。糖尿病患者和高血壓患者只要改正飲食習慣，搭配適當運動就能有所改善，多做這些訓練動作，也能強化睫狀肌。本書介紹的訓練動作，都是要鍛鍊肌力衰退的睫狀肌，強化遠近對焦功能。只要持之以恆，應該能感受到對焦功能有恢復。

【遠景&筆注視法】或【手指凝視法】可以舒緩因交互看遠看近而疲累僵硬的睫狀肌，強化對焦能力。【遠方凝視法】專心凝視遠方的一個點，也可以鍛鍊睫狀肌。

【視覺接近法】是選定書上或報紙的某個字，閉上眼睛想像，這個方法主要訓練在閉眼狀態下依舊能夠持續對焦的能力，因為閉著眼睛時，睫狀肌會鬆弛，維持這樣的鬆弛感是重點。閉眼時間越長，對焦的難度也會升高，透過這個動作可以加強訓練。

【三點凝視法】是改善老花眼的訓練。【平面遠近法】使用大小不一的文字，在平面上做遠近調節，讓視線上下左右移動訓練。因為大腦會有一個慣性，認為看起來大的東西在近處，看起來小的東西在遠處，這個方法正好可以強化遠近訓練與距離感。

DAY3：眼外肌訓練

轉動眼睛的重要肌肉，持續訓練，視力便能回復！

想要回復視力，首先必須強化支撐眼球的眼周肌肉，也就是要鍛鍊上斜肌、上直肌、內直肌、下斜肌、外直肌、下直肌等六條眼外肌。

現代人經常長時間、近距離地盯著電腦或手機螢幕看，導致轉動眼球的機會變少，幾乎人人都有眼外肌肌力衰退的問題。當眼外肌的肌力退化，被這些肌肉支撐的眼球會出現鬆弛感，而有近視、老花、散光等問題。此外也要避免這六條眼外肌中，某條肌肉肌力較強或較弱的情況發生，要均衡地強化，讓六條肌肉的肌力均等。

該如何鍛鍊眼外肌呢？只要讓眼球大動作且有節奏地轉動即可。

六條眼外肌

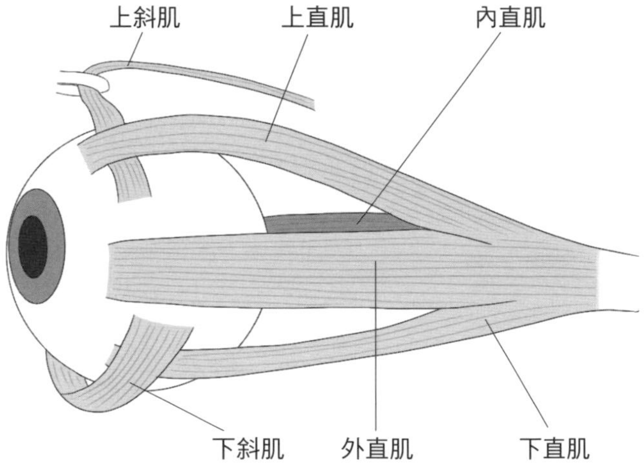

【瓶蓋投籃】透過臉不動、只轉動眼睛的方式來鍛鍊眼外肌。【數字快找】、【圖形快找】、【隨機閱讀】都是頭臉不動，只轉動眼球來尋找目標物，這樣上下左右、斜方向地轉動眼球，可以均衡鍛鍊眼外肌。

【鋸齒海報】可強化眼球上下左右轉動的能力；【圈圈海報】透過讓眼球圓形轉動的動作，達到均衡鍛鍊六條眼外肌的效果。

DAY4：虹膜肌訓練

調整光量的虹膜肌，穩定訓練提升明暗的切換能力。

虹膜肌，是指黑眼球周邊的咖啡色部分，含有褐色或黑色等的深色色素，東方人的眼睛顏色較深，就是因為黑色素成分較多的關係。白種人的黑色素成分少，所以眼珠顏色較淺。虹膜肌的功用在於感覺光線的明暗，透過瞳孔的張開與閉合，來調整光量。試用鏡子觀察自己的眼睛，就會知道，在明亮的空間時，瞳孔會變小；在黑暗的場所，瞳孔會放大。這時候虹膜肌就是改變瞳孔大小的開關，其功能宛若相機的光圈。

虹膜肌會隨著年紀的增長而衰退。當虹膜肌功能變遲鈍，看東西就會變得不清楚。比方說，當我們進入隧道或較暗的房間，剛開始會因視線變黑而看不清周遭，可是等到眼睛習慣這樣的光線後，就會漸漸地看清楚。這是因為虹膜肌將瞳孔撐大，讓更多光量進入眼睛的緣故。

但是，一旦虹膜肌變弱，因為進入眼睛的光量是一樣的，這時若處在黑暗中的話，就會看不見東西。相反地，從暗處走到亮處，一下子太眩目、太刺眼，也會看不清東西。

為了虹膜肌能順利感受明暗，調整光量，有肌力撐開及閉合瞳孔，請參考前面的虹膜肌訓練方法。

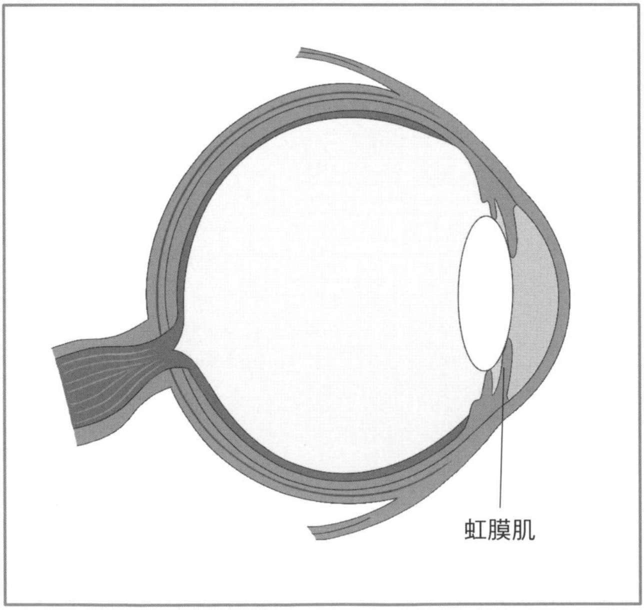

DAY5：大腦訓練

大腦皮質與眼球運動有關，提升記憶力、專注力、想像力。

所謂「看見東西」這個行為，是由一連串的動作所組成——眼睛先接收到情報，透過視神經傳達至大腦，接收到訊息的大腦進行情報處理，再回傳至眼睛，於是，我們就看到東西了。大腦會依主人的意願將不需要的影像消除，取得平衡。換言之，眼睛不僅是接收情報的窗口，如果沒有大腦發布「看到了」的認知訊息，眼睛是無法「看見」。急性酒精中毒的患者會視線模糊，看不到東西，就是因為具神經毒的酒精麻痺了大腦所致，變成「看不見」。

此外，眼球運動必備的眼周肌肉（眼外肌）也是透過視神經與大腦連結。曾聽過大腦某個部位受損，視野出現缺口的案例，就是這個緣故。

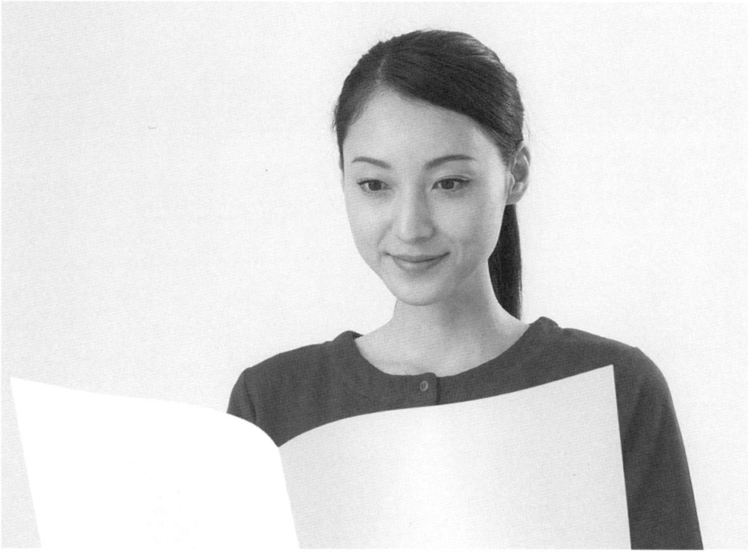

微細的視神經就像網眼般遊走於腦裡，針對眼睛動作進行微調整。

因此，鍛鍊大腦對於提升視力也非常有效。首先透過【快速換位】鍛鍊掌握眼球轉動的能力，也就是強化動體視力，刺激大腦。再透過【快速找圖】、【瞬視訓練】、【迷宮圖】、【季節畫描視】來轉動眼睛，靈活大腦，提升腦力及視力。

眼睛視物的結構

人體在視物時，虹膜會調節由瞳孔進入至眼睛的光線量，由水晶體屈光對焦，經過透明凝膠狀的玻璃體，於視網膜的黃斑部形成焦點，再透過視神經將訊息傳達至大腦，就會看見影像。

眼睛就像一台相機

角膜相當於鏡頭的濾鏡，虹膜是光圈，水晶體是鏡頭，玻璃體是機身（暗室部分）、視網膜相當於底片。

眼睛結構

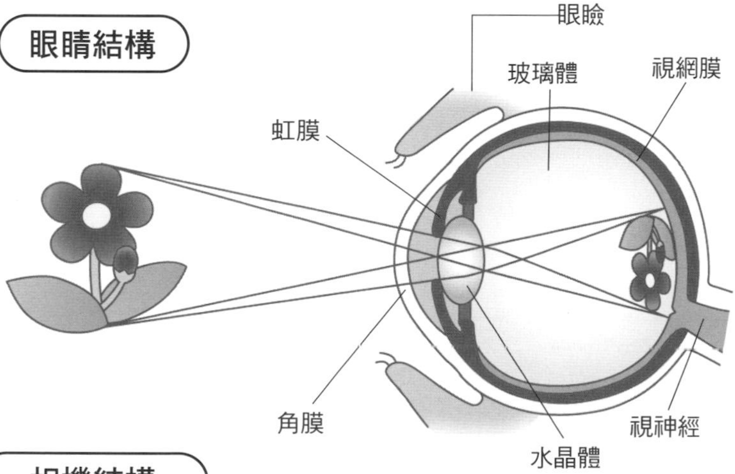

相機結構

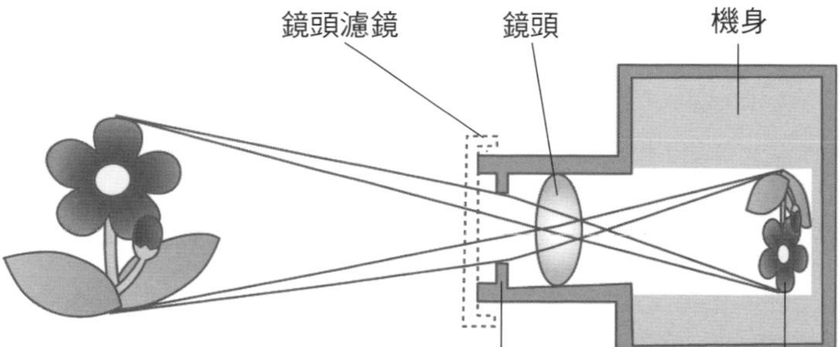

早日發現眼疾問題

常有人遇到眼睛問題卻無法判別嚴重程度，以下針對幾個常見自覺症狀的可能問題做總整理。覺得視物異常時，請馬上到醫院接受檢查。

出現自覺症狀的可能眼疾

自覺症狀	視覺呈現	可能疾病
近視（無法看遠）	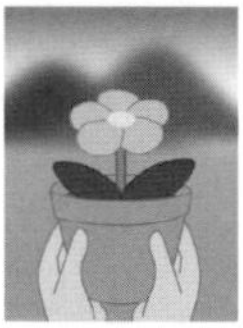	屈光異常
遠視（無法看近）	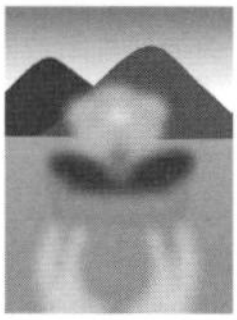	屈光異常
散光（看遠看近都模糊）	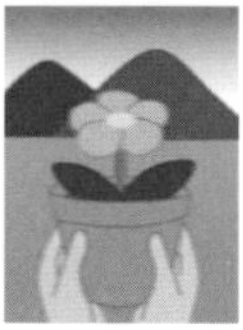	屈光異常
視野模糊、朦朧	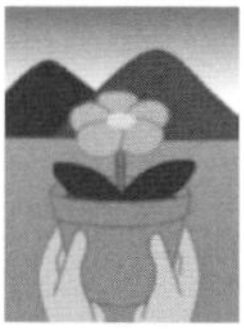	角膜疾病、網脈絡膜疾病、淚水分泌異常等
東西看起來歪斜，看不到中心點	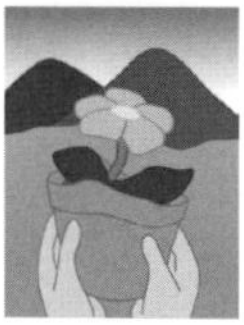	老年性黃斑部病變、中心性視網膜症、視網膜剝離、黃斑部網膜前膜增生等

自覺症狀	視覺呈現	可能疾病
視野有缺角	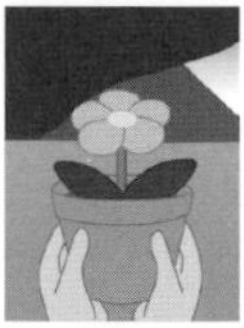	青光眼、視網膜剝離、視網膜靜脈阻塞、腦梗塞或腦腫瘤等腦部疾病
看不到閃電狀的光源部分	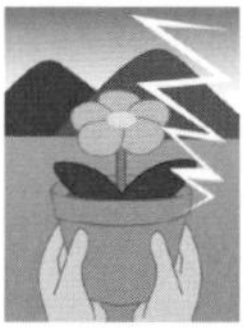	閃輝性暗點。主要是腦內循環有障礙
看見黑色物體	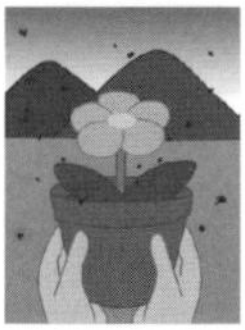	飛蚊症、視網膜剝離的前兆
物體重疊（複視）	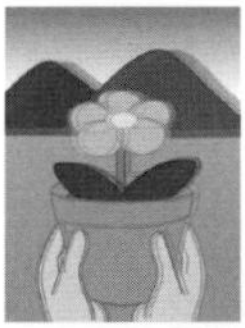	眼肌痲痹、單眼複視可能是角膜或水晶體異常（白內障）
正常眼睛看到的影像	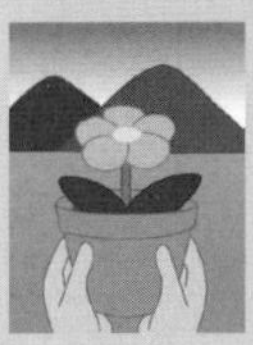	

PART 2

〈護視最強飲食〉

吃對食物
就能修復視力

治療眼疾從淨化血液開始，用少食改善青光眼與黃斑部病變。

◆少食可以改善老年性眼疾

白內障、青光眼、黃斑部病變等因年紀增長而引發的眼疾，個人觀點只要改變生活習慣，減少飲食攝取量，就能有效改善。

應該有人會質疑，眼睛健康跟少食是八竿子打不著的事吧！其實，兩者間確實關係密切。我可以舉出許多實例，曾有過七十歲的女性因為減少飲食次數，讓白內障問題不再惡化；七十歲的男性因此抑制了糖尿病併發症的眼底出血問題。為何少食對眼疾有益呢？關鍵就在於血液。

血液的功能是輸送氧氣及養分，回收毒素和老舊廢物。可是，飲食生活紊亂會導致血液濃濁，無法充分發揮功能，引發腦中風或癌症等各種疾病。

血液會在全身循環，當然也會遊走至眼睛。當血液變濃濁，停滯不順時，就會對眼睛造成不良影響。所以我才強調治療眼疾的首要條件就是淨化血液。

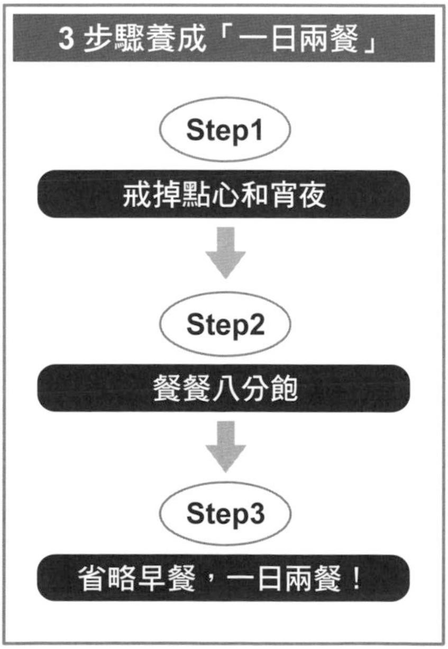
3 步驟養成「一日兩餐」
Step1
戒掉點心和宵夜
Step2
餐餐八分飽
Step3
省略早餐，一日兩餐！

◆攝取均衡營養，選擇優質食物

淨化血液的最佳方法是一天攝取兩餐的糙米菜食，重點是少食。

要從一日三餐突然變為一日兩餐，確實有些辛苦，因此，請依右圖分三階段來進行。

第一步就是戒掉點心和宵夜。戒掉以後，再養成餐餐八分飽的習慣。習慣八分飽後，就可以開始不吃早餐，一日兩餐的少食生活，早餐建議喝青汁。雖然說要少食，但如果只是減少餐量，只會是反效果。建議選擇以下的優質食物。

①主食：選擇非精製的穀類

選擇胚芽米或糙米。胚芽或米糠裡所含的維生素、鐵質、膳食纖維等營養素是淨化血液的必需營養素。

②配菜：蔬菜、海藻類、魚貝類為佳

眼睛是身體中最消耗養分的器官。要從蔬菜、海藻類、魚貝類攝取足夠的各種維生素和礦物質。但肉類容易導致血液變濃濁。

③注意：控制甜食、高脂食物的攝取量

會讓血液變濃濁的甜食或高脂食物不僅是眼睛的頭號敵人，還威脅了全身健康。偏偏烹調時若少了甜味又會讓料理失色不少，想增加甜味的話，建議用炒過的洋蔥、鹽麴、甜酒來代替。魚丸、肉丸等加工食品也含有砂糖，要小心。請多加利用左表的飲食注意事項。

有益視力的超級食物

OK 食物

主食

糙米、發芽糙米、胚芽精米、雜糧類（五穀米等）、糙米蕎麥麵（附殼的蕎麥籽）、未精製吐司、未精製麵類等

配菜

有機蔬菜、海藻類、豆類、魚貝類（白肉魚、小魚、沙丁魚、鯖魚等）、過濾水、藥草茶（柿子葉茶等不含咖啡因，富含維生素的茶飲）等

適宜少量攝取的食物

當季水果、純正蜂蜜、油（紫蘇油、芝麻油、亞麻籽油、橄欖油）等

需控制攝取的食物

NG 食物

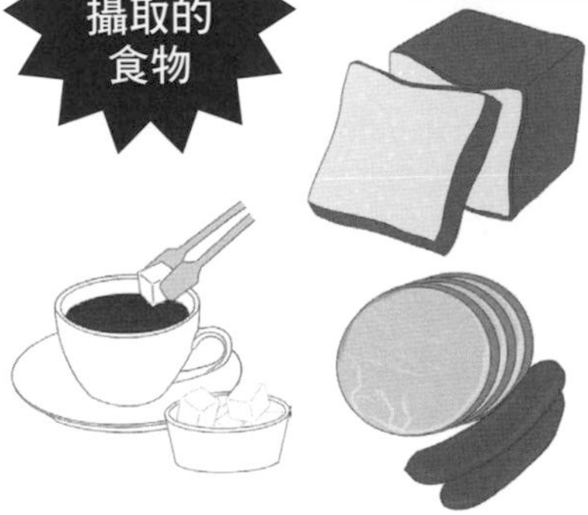

白米、白吐司、白麵條、肉類、火腿、香腸、魚漿或肉漿類製品、炸物、白砂糖、化學調味料、咖啡、紅茶、果汁、糕點類、自來水、酒等

早晨是排毒的最佳時間，青汁更是早餐最佳選擇。

◆青汁可以擊退活性氧

一天兩餐的少食生活，我建議可以喝青汁來代替早餐。飲用量是一百八十到三百六十毫升，但還是視當日的身體狀況。有益眼睛的青汁，是以小松菜為基底，再搭配二至三種富含營養成分的當季蔬菜打成。請參考後面的製作重點，使用喜歡的蔬菜來製作。沒時間自製的話，可用市售品代替。

喝青汁有兩大好處：第一個好處是能攝取到維生素C等抗氧化成分和鋅、鐵等礦物質，擊退讓血液變濃濁的活性氧。活性氧是導致細胞老化的物質。

第二個好處則是可以攝取到豐富的膳食纖維。身體裡的毒素有百分之七十五可以透過糞便排出，能攝取到大量膳食纖維的青汁是改善便祕的良方。排便順暢，血液循環也會變好。

也許有人認為：「不吃晚餐比不吃早餐，對身體更好吧？」其實會叫各位不吃早餐是有理由的。

◆早晨時間專心排毒

人一天的生理時鐘，凌晨四點至中午是排毒時間；中午至晚上八點是營養吸收時間，晚上八點至凌晨四點是細胞再生時間。

換言之，上午就是要排便、排尿，專心排毒的時間。但也不是說什麼東西都不能吃，為了排尿，請攝取足夠的水分。

青汁製作重點

1. 以小松菜為基底，搭配二至三種當季蔬菜
2. 避免高糖分水果
3. 想增加甜味的話，可加檸檬汁或蘋果
4. 不要放置太久，避免氧化
5. 請使用低轉速果汁機，降低營養素的破壞

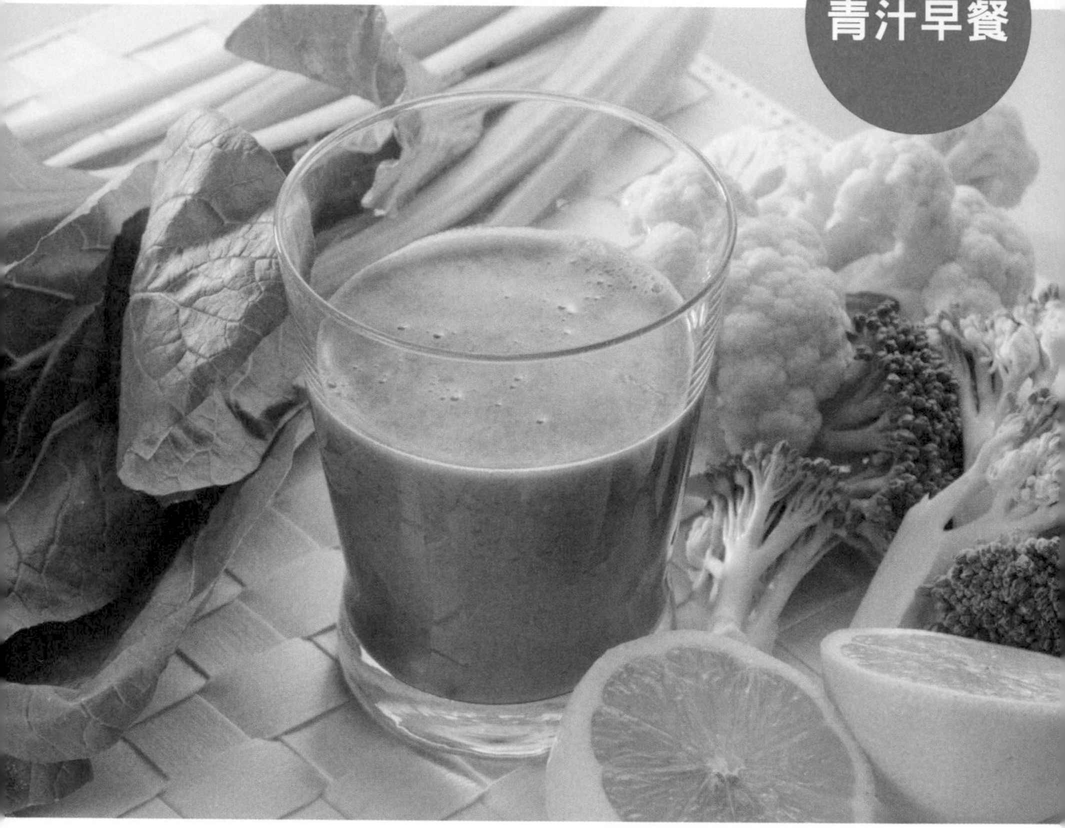

花椰菜＋青花菜青汁

食譜．料理製作 / 落合貴子

材料（約 200ml）

小松菜…100g
青花菜…100g
花椰菜…100g
檸檬汁…1 大匙

做法

❶ 將小松菜、青花菜、花椰菜切成適當大小。

❷ 將①的材料放進果汁機裡攪拌，再加檸檬汁（或是磨好的蘋果泥）。

＊有在服用藥物華法林（warfarin）的人，維生素 K 會讓藥效失效，請諮詢醫生。

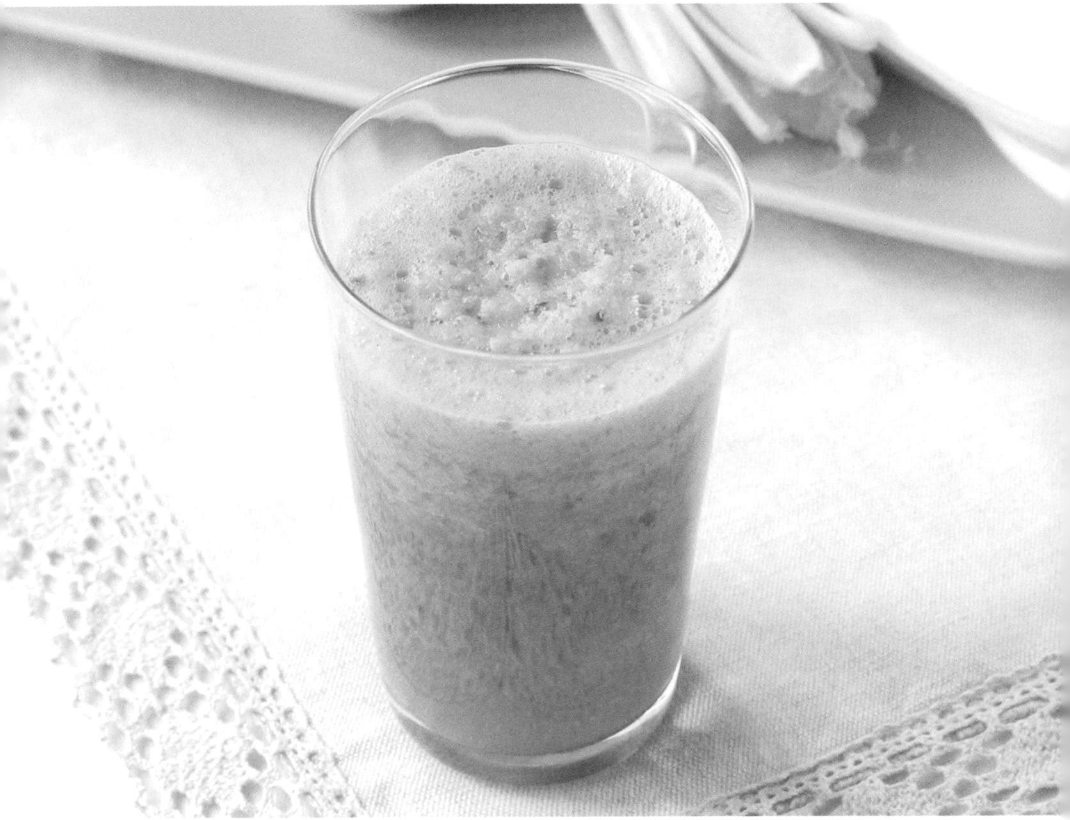

芹菜青汁

食譜・料理製作 / 落合貴子

材料（約 200ml）

蘋果…1/4 個（50g）
小松菜…1 株
芹菜…20g
水…50ml
檸檬汁…1/2 個

做法

❶ 蘋果洗淨，切除芯，小松菜根部切掉。
❷ 將①和芹菜切成大塊，放進果汁機再加入檸檬汁、水，一起攪拌。

＊可視個人喜好加蜂蜜

因老化而產生的眼睛問題，就從生活習慣改善。

◆少食可以降低眼壓，舒緩水晶體的混濁感

俗話說「八分飽不生病」，健康長壽的祕訣就在少食。少食還能預防、改善眼疾，維持眼睛的健康。左頁的眼底照片是一位七十四歲的女性，在將每日飲食調整成一日兩餐後，因黃斑部病變導致的視力減退也回復了。不只有這位患者，我手上許多病人都因為少食而降低眼壓，緩解白內障的水晶體混濁感問題。

但是，為什麼少食對眼疾有幫助呢？因為飲食過量導致的肥胖，或血液中脂肪過高的高血脂症、長時間處於高血糖狀態的糖尿病等慢性病，就是隨著年紀增長容易罹患的白內障、青光眼、黃斑部病變等眼疾的導因。換句話說，罹患眼疾就表示你的血液經常處於濃濁狀態，血液循環不佳。治療眼疾的重點就是要改正

生活習慣，淨化血液，其中又以飲食生活最為重要。在此想針對飲食生活，尤其是少食與營養均衡兩方面來說明。

少食的優點之一，就是可以改善便祕問題。便祕是淨化血液時的頭號敵人，一旦便祕，就無法將毒素排出體外，血液自然會混濁。便祕原因很多，現代人最常見的原因就是吃太多了，只要停止攝食過量，餐餐八分飽，就能促進排便。

用少食改善老年性黃斑部病變！

74 歲女性的眼底攝影，可以看到有所謂「滲出物」的黃色液體成分。

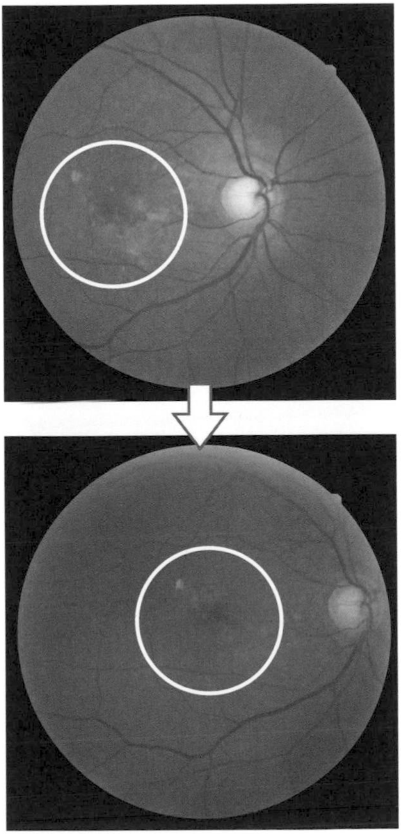

持續少食生活與運動後，一年半的時間後滲出物減少許多。

人在空腹時，身體會分泌促進腸道蠕動的消化道激素、胃動素（motilin）。飲食過量或經常處於飽腹狀態時，就不會分泌胃動素，腸道不蠕動，就會便祕。

◆以飯後可以跑步的食量為基準

每個人八分飽的份量不同，請以飯後可以跑步的餐量或準備爬山前的餐量為基準。有些人會一味地減少餐量，但這樣是不行的。一定要注意營養均衡，否則會影響到健康。

左圖正是理想的均衡飲食表。在份量比例方面，主食為五，配菜也是五；比例為蔬菜三、動物性蛋白質（魚）一、植物性蛋白質（豆）一。請注意，高糖或高油食物及肉類會讓血液變濁，要斟酌。

除了營養均衡，食物品質也很重要，我推薦以糙米蔬食為主的飲食。糙米的膳食纖維含量是白米的四倍以上，可以有效改善便祕問題。

有益眼睛的理想飲食

理想比例是主食 5：副食 5

基本是「主食 5：副食 5」。副食的配比是「動物蛋白質 1：植物性蛋白質 1：蔬菜 3」。主食份量標準是 150 公克（可依運動量來增減，請自行調整成八分飽份量）。

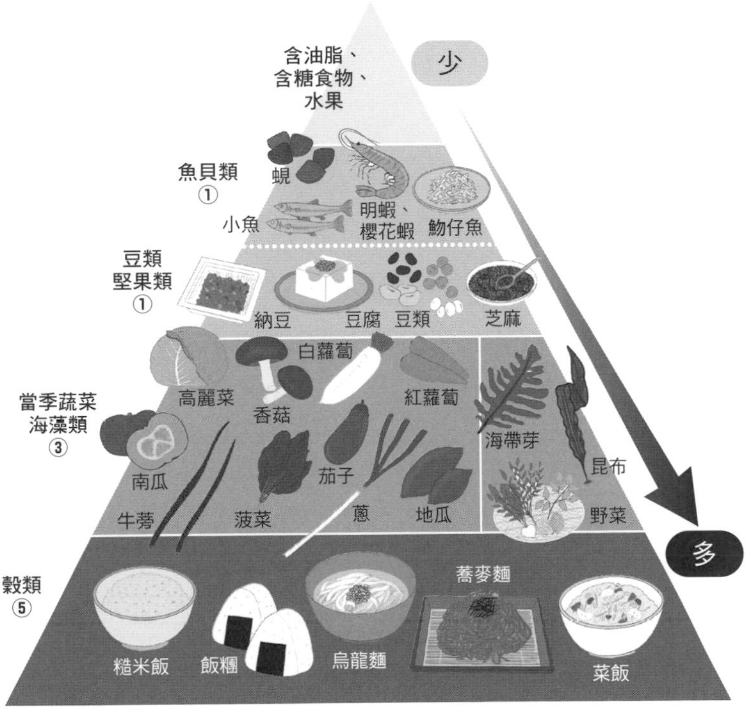

以飯和加有許多配料的味噌湯為主
＋
燙青菜、生菜
＋
海藻類
＋
豆腐、納豆類
＋
魚貝類

訣竅

蛋白質就從魚貝豆類攝取

烹調重點

埃及國王菜的黏稠成分有預防血糖升高、代謝多餘膽固醇的效用。切得越碎，黏稠成分越多，所以要盡量切碎。

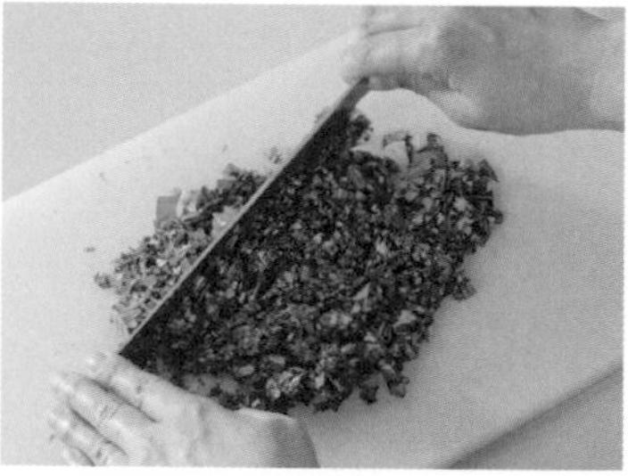

食譜・料理製作／落合貴子

主食 黑芝麻糙米飯

材料（2 人份）	做法
糙米飯…2 碗 黑芝麻…4 大匙	❶ 將糙米飯和黑芝麻拌在一起。

主菜 香蒸鱈魚

材料（2 人份）	做法
新鮮鱈魚…2 片 洋蔥…1 個 豆苗…適量 橙醋醬油…2 小匙 白酒…2 大匙 檸檬片…適量	❶ 洋蔥切薄片。 ❷ 將①平鋪在平底鍋裡，放上鱈魚，淋白酒，蓋上鍋蓋。以中火燜蒸 5 分鐘。 ❸ 將②的鱈魚盛盤。鍋子裡的洋蔥加入橙醋醬油拌勻，淋在鱈魚上面。 ❹ 放上切去根部的豆苗和檸檬片。

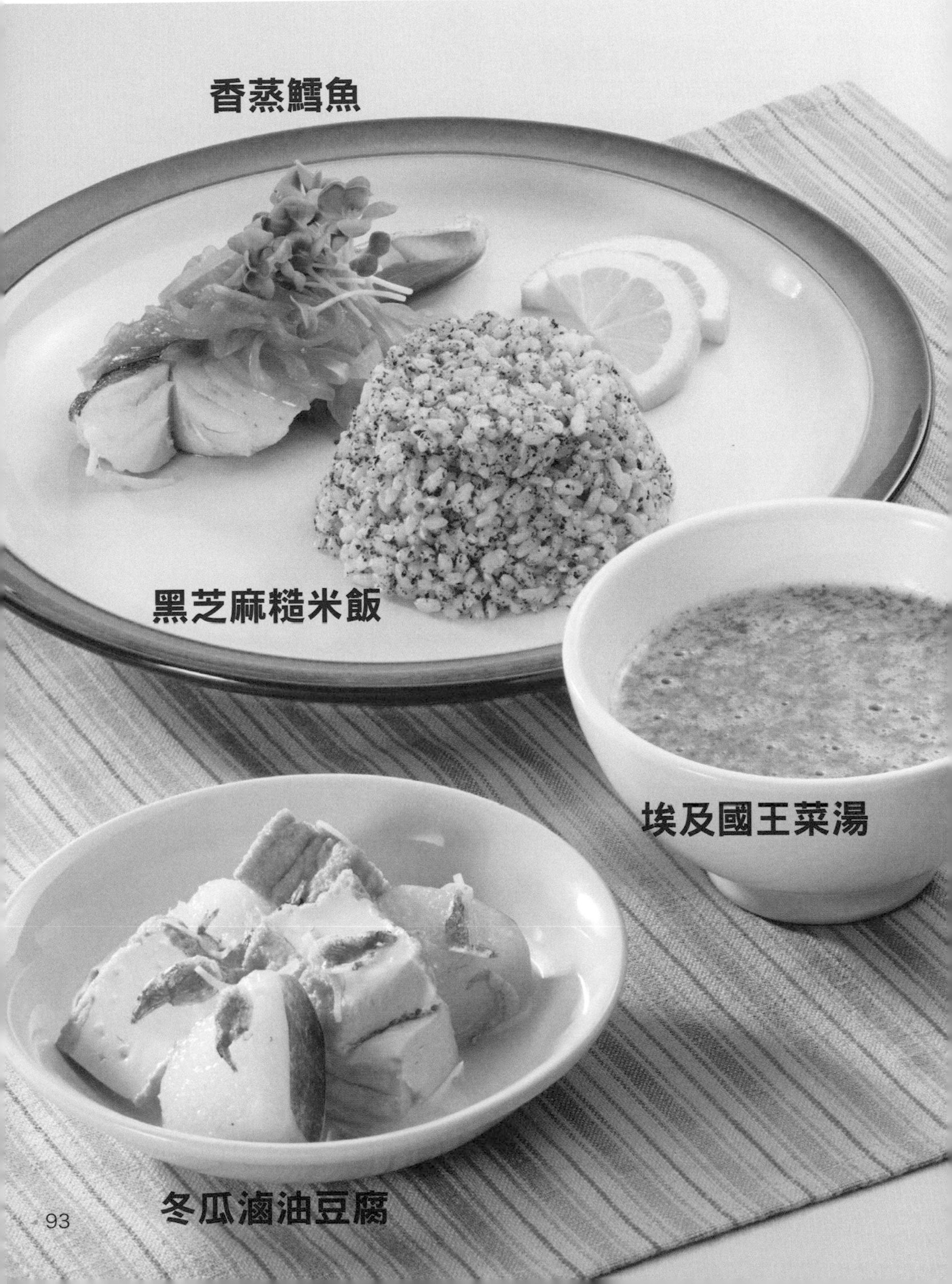
香蒸鱈魚
黑芝麻糙米飯
埃及國王菜湯
冬瓜滷油豆腐

配菜 冬瓜滷油豆腐

材料（2 人份）
冬瓜…300g
油豆腐…½ 塊
櫻花蝦…2 大匙
薑（切絲）…少許
Ⓐ 高湯…200ml
Ⓐ 薄鹽醬油…1 大匙

做法

❶ 冬瓜削皮，去除籽和蒂後切成一口大小，將邊角削圓。油豆腐淋熱開水去油，切成一口大小。

❷ 將①、Ⓐ、櫻花蝦、薑絲放進鍋子裡，煮至冬瓜變軟。

湯品 埃及國王菜湯

材料（2 人份）
埃及國王菜…100g
芋頭…1 個
蔥…⅓ 根
雞骨高湯…500ml
鹽…¼ 小匙
胡椒…少許

做法

❶ 摘下埃及國王菜的葉子，切碎。

❷ 芋頭削皮切片；蔥縱切對半，斜切成薄片。

❸ 將②、雞骨高湯放進鍋裡，煮滾後轉中火煮 10 分鐘。加入①，再煮 5 分鐘，撈除浮渣，放涼。

❹ 將③倒進調理機攪拌，加鹽、胡椒調味，味道調好後，再倒回鍋子裡加熱。

訣竅

為了排便順暢，要從海藻豆類攝取膳食纖維

烹調重點

各食材盡量切小點，大小一致，這樣就會看起來份量很多，也增加口感。

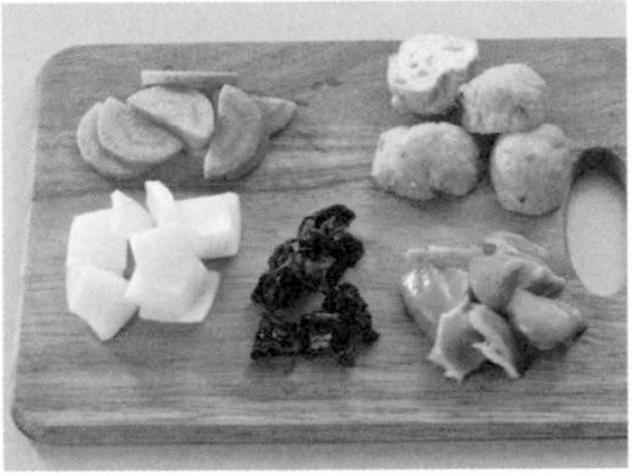

食譜・料理製作／落合貴子

主菜 咕咾風豆腐丸

材料（2 人份）

京豆腐丸…4 個
紅蘿蔔…⅙ 根
青椒…1 個
黑木耳（泡軟）…2 片
洋蔥…¼ 個
Ⓐ 雞骨高湯…200ml
薑（切絲）…1 小匙
蔥（切絲）…1 大匙
薄鹽醬油…½ 大匙
醋…½ 大匙
胡椒…少許
香油…1 小匙
太白粉水…適量

做法

❶ 京豆腐丸淋熱開水燙過去油後切半，紅蘿蔔切成 0.3 ～ 0.4cm 厚的片，黑木耳和洋蔥各切成 1 ～ 1.5cm 寬的片狀，青椒去蒂和籽，滾刀切塊。
❷ 將Ⓐ放進平底鍋煮滾，加入①，煮至蔬菜變軟。
❸ 太白粉水加入②裡勾芡，盛盤淋上香油。

配菜 海帶芽豆腐拌泡菜

材料（2 人份）

板豆腐…60g
海帶芽…2 小匙
泡菜…2 大匙
小黃瓜…⅕ 根

做法

❶ 豆腐切成一口大小，海帶芽泡水變軟，泡菜切碎，小黃瓜切細絲。
❷ 將①的海帶芽和豆腐盛盤，擺上泡菜和小黃瓜。

湯品 豆豆雞湯

材料（2 人份）

綜合豆類…100g
雞骨高湯…400ml
鹽…¼ 小匙
胡椒…少許

做法

❶ 將所有材料放進鍋子裡，加熱。

＊主食糙米飯（1 人 150g），使用電子鍋的糙米模式煮飯。

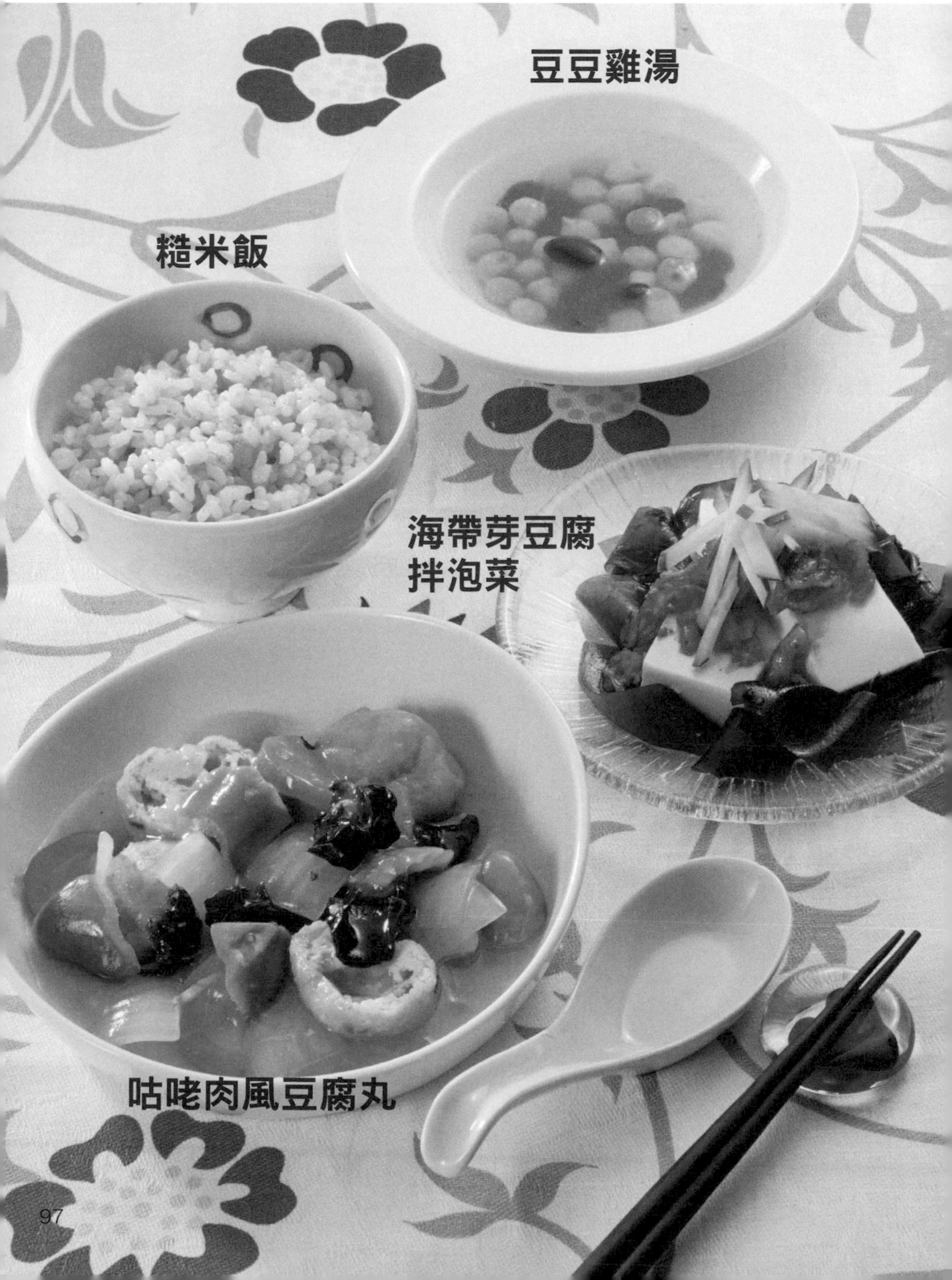
豆豆雞湯
糙米飯
海帶芽豆腐
拌泡菜
咕咾肉風豆腐丸

訣竅

需要多多咀嚼的根菜類，可以增加飽足感

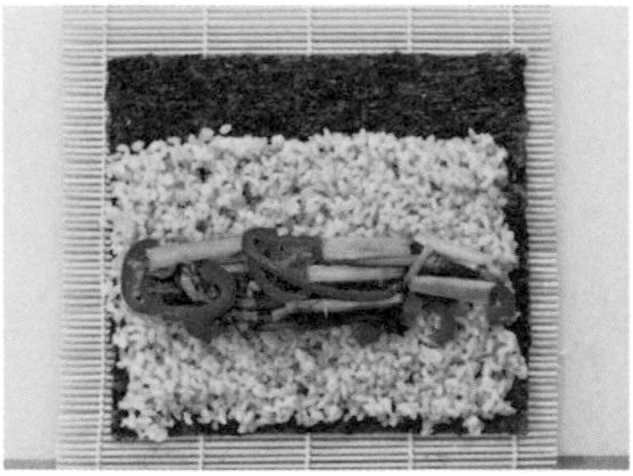

烹調重點

甜椒和小松菜炒好後，鋪在糙米飯上，用海苔捲起來，主食和配菜一次吃到。

食譜．料理製作／落合貴子

主食 糙米飯海苔捲

材料（2 人份）

糙米飯…220g
紅甜椒…¼ 個
小松菜…2 株
大蒜（切末）… 1 小匙
鹽、胡椒…各少許
香油…½ 小匙
烤海苔（整片）…1 片

做法

❶ 甜椒去蒂和籽，切成細條；小松菜切除根部，切成段。
❷ 香油倒入平底鍋，加熱，炒香蒜末後，加入①，以鹽、胡椒調味。
❸ 海苔片置於捲簾上面，上方留 3 公分空間，鋪上糙米飯，擺上②，往前捲。
❹ 將③切成適當大小，擺盤。

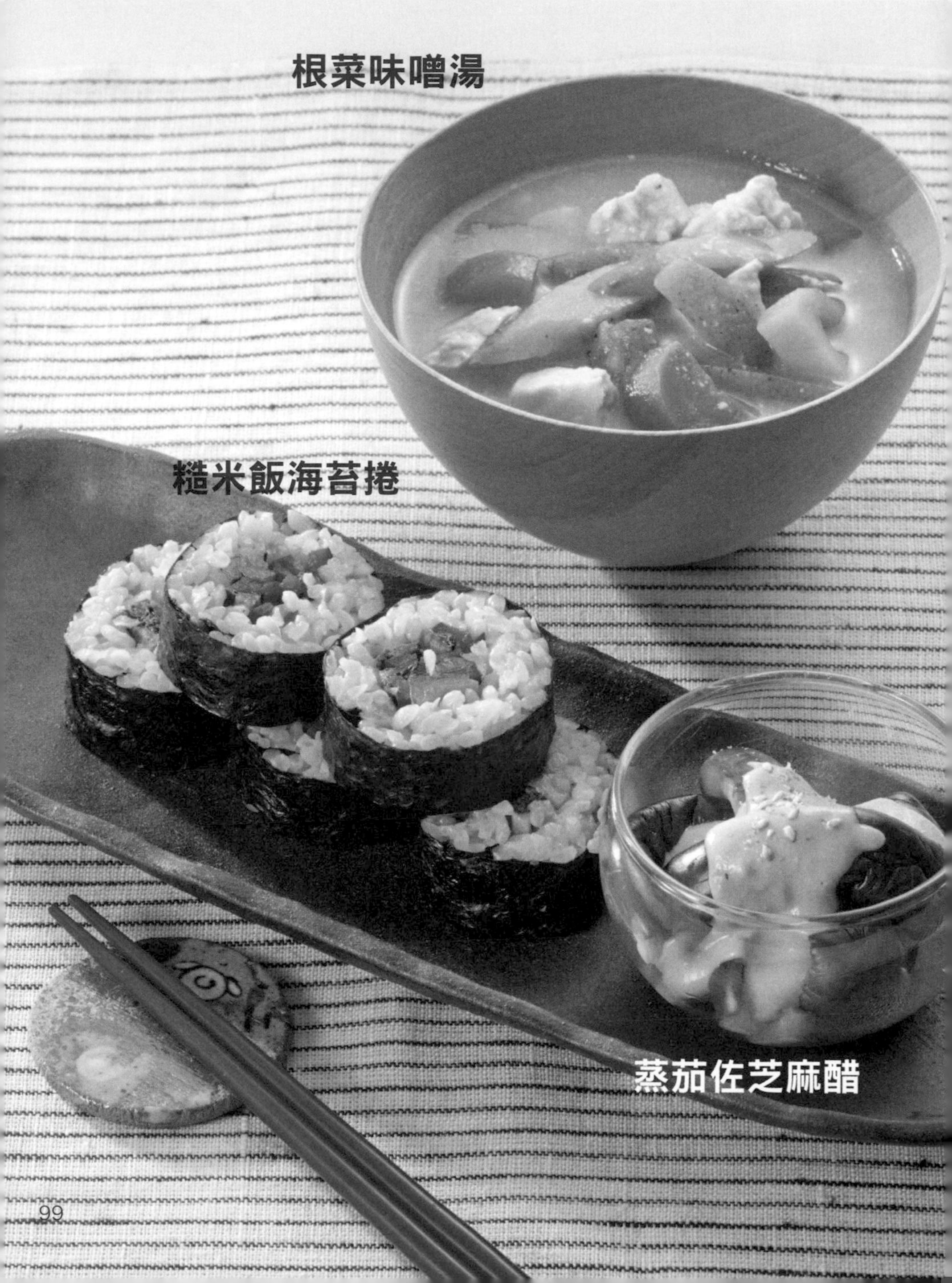
根菜味噌湯
糙米飯海苔捲
蒸茄佐芝麻醋

配菜 蒸茄佐芝麻醋

材料（2 人份）

茄子⋯2 根

Ⓐ 芝麻醬⋯1 大匙
醋⋯1 小匙
薄鹽醬油⋯1 小匙
水⋯2 小匙

白芝麻⋯少許

做法

❶ 茄子去蒂，縱切成六小段。

❷ 將①和水 50ml（非材料的水）加入平底鍋，蓋上鍋蓋，蒸煮 3 分鐘取出，泡冷水，把水分擠乾。

❸ 將②盛盤，與Ⓐ醬料拌勻，撒上白芝麻。

湯品 根菜味噌湯

材料（2 人份）

牛蒡⋯½ 根
紅蘿蔔⋯¼ 根
蒟蒻⋯20g
蓮藕⋯30g
板豆腐⋯50g
高湯⋯500ml
薄鹽味噌⋯1 ½ 小匙

做法

❶ 牛蒡斜切薄片，泡水去除澀味。

❷ 紅蘿蔔切片，蓮藕削皮切片。

❸ 將高湯、瀝乾的①、②放進鍋裡，開火煮至蔬菜變軟。

❹ 加入用手分塊的豆腐，以及薄鹽味噌，拌勻。

Day4

訣竅

糙米搭配蔬菜、豆類、海藻魚貝，均衡攝取營養

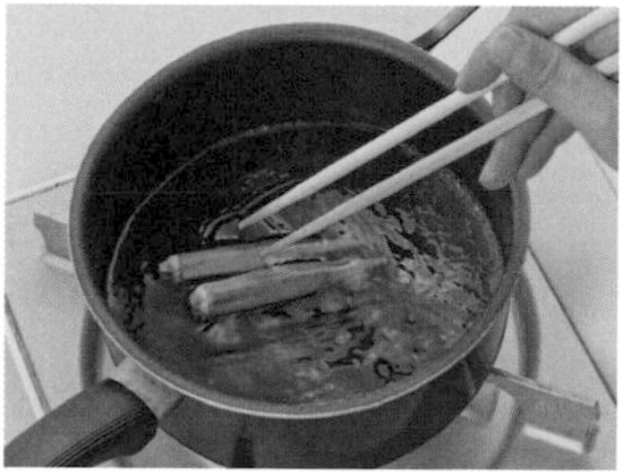

烹調重點

秋葵洗淨後不切段，直接放進煮滾的湯裡。加熱後再切，會產生更多黏稠成分。

食譜・料理製作／落合貴子

主菜 紅燒豆腐蝦

材料（2人份）

油豆腐…1塊
蝦仁…6尾
蔥…½根
甜豆…6個
Ⓐ 蠔油…½大匙
　酒…1大匙
　雞高湯…100ml
太白粉水…適量

做法

❶ 油豆腐先淋熱水去油，切成0.5cm厚的片。蔥切斜片，甜豆去纖維，放入滾水汆燙，再對半切。蝦仁去除沙腸。

❶ 將Ⓐ材料放進鍋裡煮滾，加入①，煮3分鐘，再用太白粉水勾芡。

配菜 炒昆布絲

材料（2 人份）
新鮮昆布…50g
紅蘿蔔…¼ 根
油豆腐…½ 塊
白芝麻…1 大匙
Ⓐ 高湯…1 大匙
Ⓐ 薄鹽醬油…1 大匙

做法

❶ 油豆腐先淋熱水去油，對半縱切再切成條。

❷ 紅蘿蔔切細絲，較長的昆布絲可以先切短。

❸ 將①、②、Ⓐ放進鍋裡，開中火煮到湯汁收乾。

❹ 將③盛盤，撒上白芝麻。

湯品 秋葵海帶根山藥湯

材料（2 人份）
秋葵…2 根
海帶根…1 包（約 50g）
山藥…50g
高湯…400ml
薄鹽醬油…1 大匙

做法

❶ 高湯倒入鍋裡，煮滾，加入秋葵。煮熟後取出，切末。

❷ 在①的高湯裡加入薄鹽醬油。

❸ 山藥削皮，磨泥。

❹ 將①的秋葵、③、海帶根放入碗中，注入②的高湯。

＊主食糙米飯（1 人 150g），使用電子鍋的糙米模式煮飯。

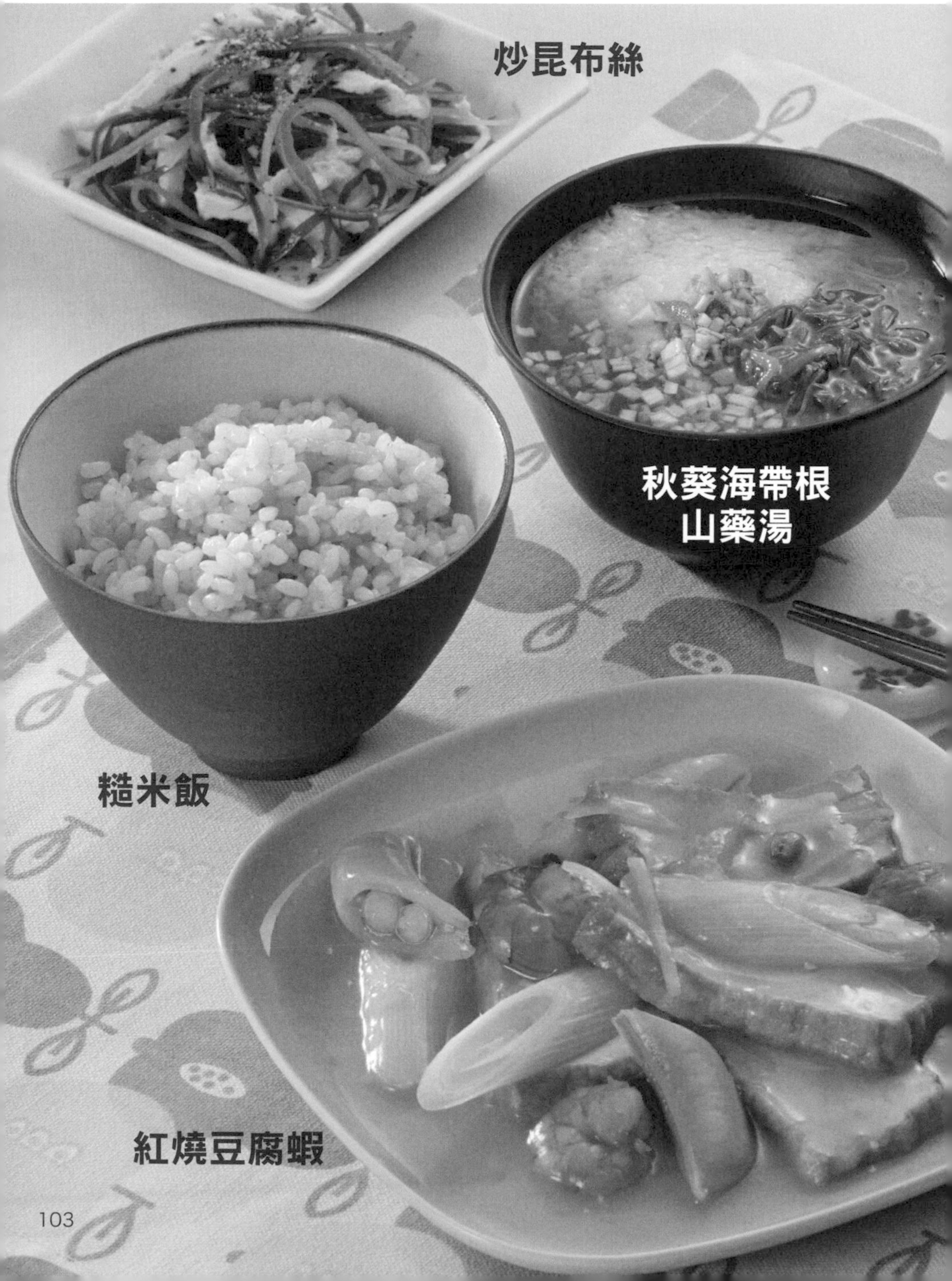
炒昆布絲
秋葵海帶根
山藥湯
糙米飯
紅燒豆腐蝦

訣竅

富含不飽合脂肪酸的酪梨，做成三明治營養又美味

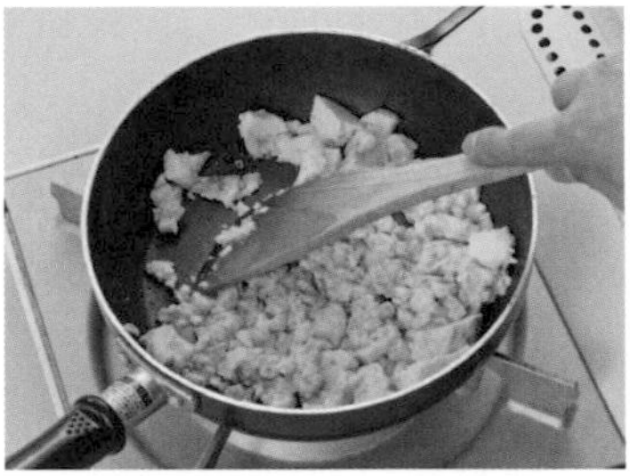

烹調重點 ///////////////////////////

為了保養眼睛，減少攝取會讓血液變濁的肉類，在食材選擇上要花點心思。可以用豆腐取代肉，做成豆腐鬆，用咖哩來調味。

食譜・料理製作／落合貴子

主食 鮮蝦酪梨三明治

材料（2 人份）

蝦仁…6 尾
酪梨…½ 個
板豆腐…⅓ 個（100g）
裸麥吐司…4 片
萵苣…2 片

Ⓐ
咖哩粉…½ 小匙
薄鹽醬油…1 小匙
橄欖油…½ 小匙
蒜末…少許

粗粒黑胡椒…少許

做法

❶ 蝦仁取出沙腸，放入滾水裡燙熟，瀝乾。酪梨去皮和籽，切成薄片。

❷ 將Ⓐ倒入平底鍋，煮沸，板豆腐先用手捏碎，放入鍋子裡，再用木勺一邊拌炒一邊壓碎。

❸ 在烤好的吐司依序擺上萵苣、②、①，撒上粗粒黑胡椒後，再放上另一片吐司。

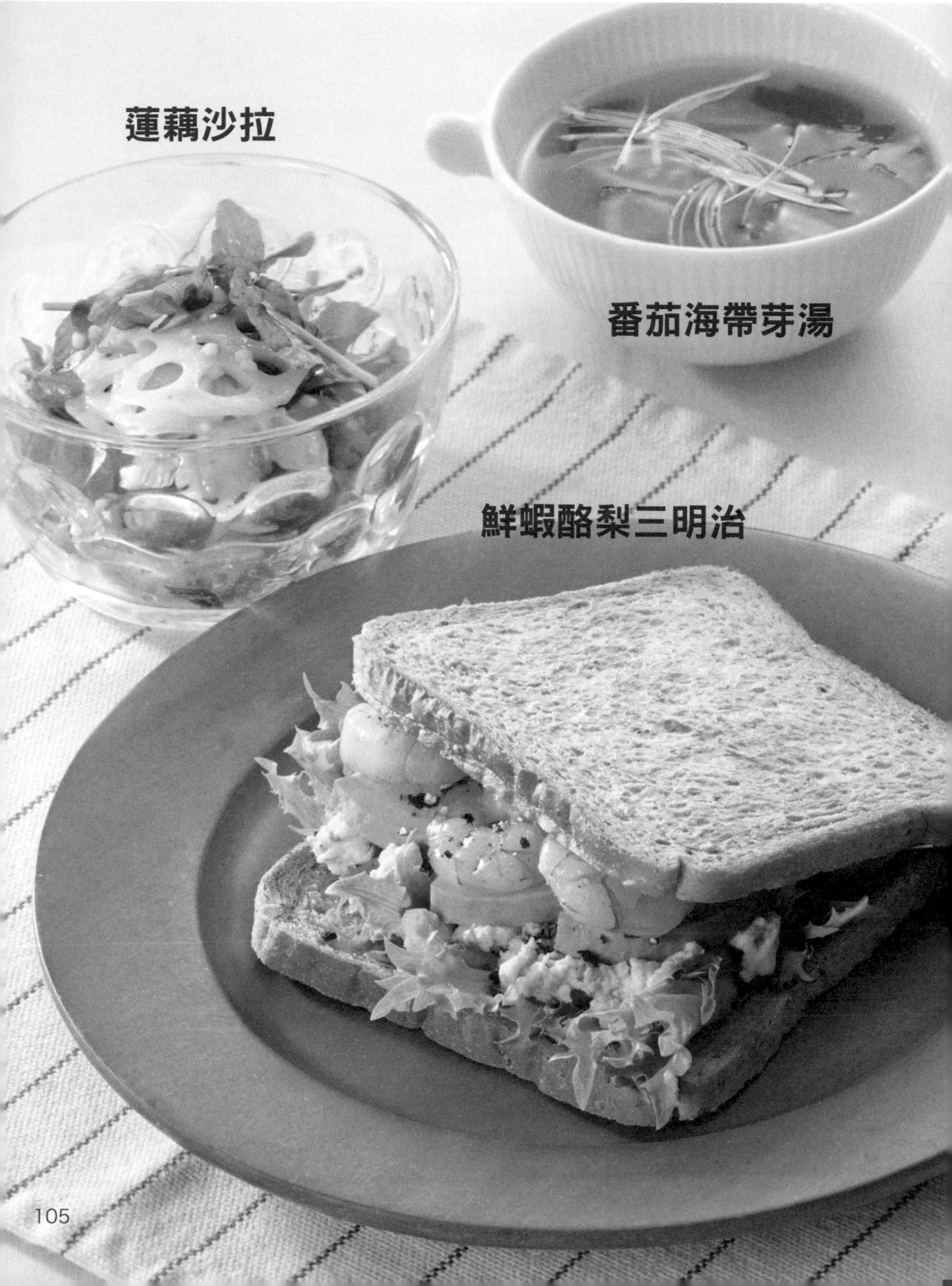
蓮藕沙拉
番茄海帶芽湯
鮮蝦酪梨三明治

配菜 蓮藕沙拉

材料（2 人份）
蓮藕…50g
西洋菜…1 束
五穀米…3 大匙
Ⓐ 醋…1 小匙
橄欖油…1 小匙
鹽、胡椒…各少許

做法

❶ 蓮藕切薄片，西洋菜摘下葉子。
❷ 鍋裡的水煮沸，放入五穀米煮 5 分鐘。煮好前 1 分鐘加入①的蓮藕，置於簍子上。
❸ 將Ⓐ放進碗裡拌勻，趁②還熱時淋上，拌勻放涼。
❹ 等③冷卻後，加入西洋菜拌勻。

湯品 番茄海帶芽湯

材料（2 人份）
番茄…1 個
海帶芽…2 小匙
雞高湯…400ml
薄鹽醬油…2 小匙
胡椒…少許
蔥白…適量

做法

❶ 番茄切成片。
❷ 雞高湯倒入鍋裡煮滾，加入①、海帶芽、薄鹽醬油、胡椒，再煮滾。
❸ 將②盛碗，擺上蔥白。

訣竅

選用薄鹽醬油或薄鹽味噌，可以控制鹽分

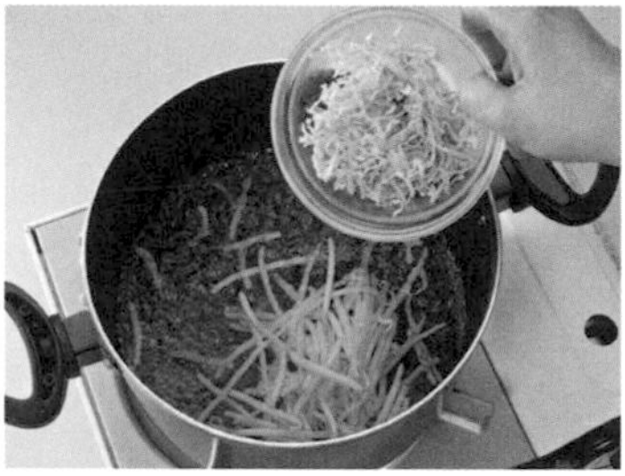

烹調重點

蘿蔔乾和豆芽菜的汆燙時間是 30 秒。蔬菜不要煮太久。保留清脆口感，增加嚼勁，就可以提升飽足感。

食譜・料理製作／落合貴子

主食 沙丁魚丸湯麵

材料（2 人份）

沙丁魚…2 尾
蔥（蔥花）…1 大匙
薑（薑末）…1 小匙
太白粉…1 大匙
薄鹽味噌…1 小匙
海帶芽…2 小匙
京都水菜…1 株
蕎麥麵…100g
Ⓐ 高湯…600ml
　 薄鹽醬油…1 大匙

做法

❶ 沙丁魚去頭，取出內臟，剝除皮和骨。

❷ 用菜刀將①的魚肉剁碎，加入蔥、薑、太白粉、薄鹽味噌，拌勻捏成六顆丸子。

❸ 將Ⓐ倒入鍋裡，加入②和海帶芽，魚丸加熱煮熟。

❹ 煮好的蕎麥麵盛碗，淋上③，再擺上切好的京都水菜。

配菜 蘿蔔乾海藻沙拉

材料（2 人份）	做法
蘿蔔乾…20g 豆芽菜…100g 調味海藻…1 包 檸檬片…適量	❶ 鍋子裝水煮沸，加入蘿蔔乾和豆芽菜汆燙 30 秒，瀝乾。 ❷ 將①放涼後，加入海藻、檸檬片，拌勻。

湯品 梅煮蘆筍

材料（2 人份）	做法
綠蘆筍…4 根 高湯…100ml 梅子（切碎）…1 個	❶ 蘆筍切小段。 ❷ 高湯倒入鍋裡，煮滾，加入①、梅子肉，煮 1 分鐘。待涼後，放冰箱冷藏。

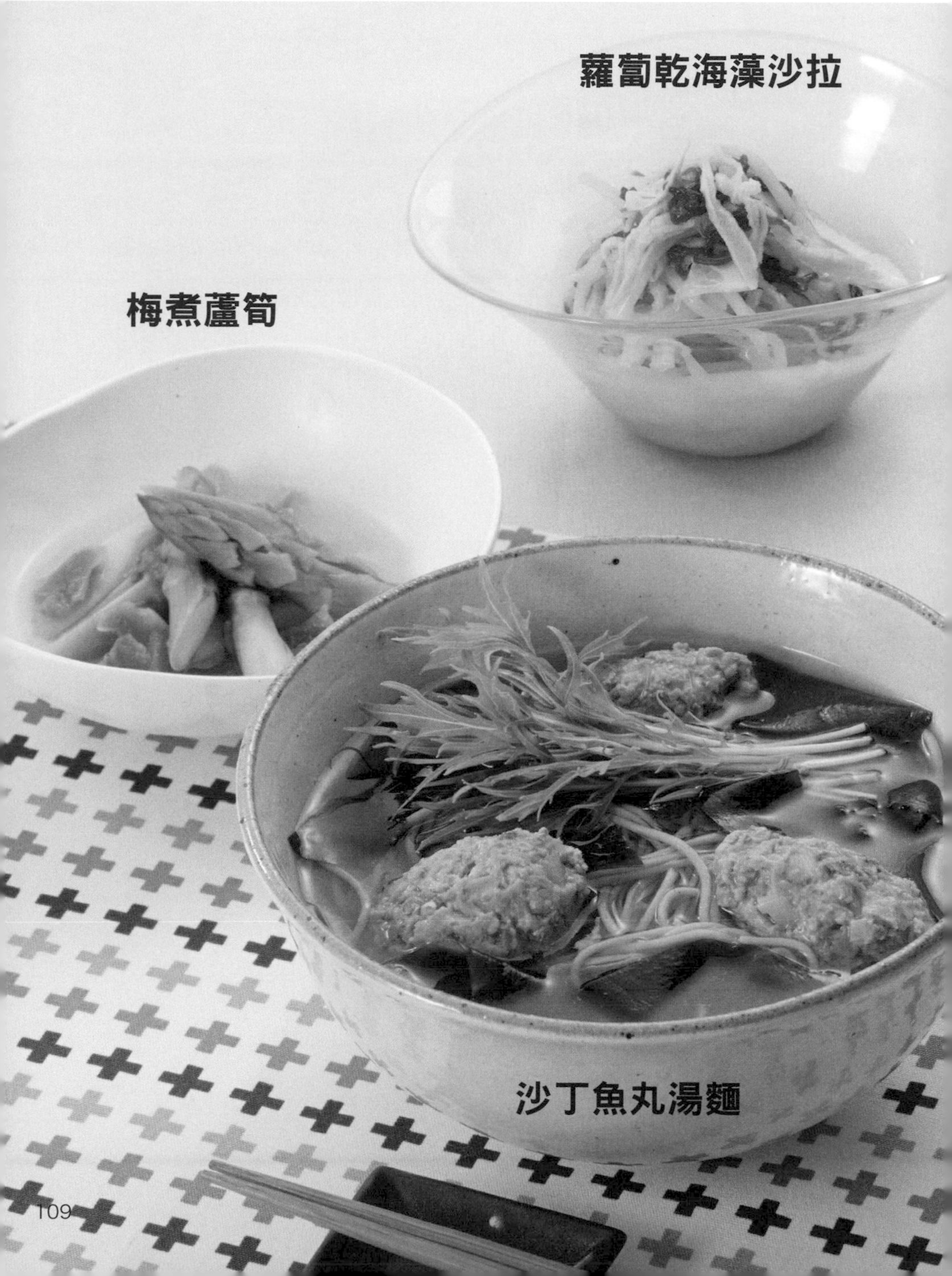
蘿蔔乾海藻沙拉
梅煮蘆筍
沙丁魚丸湯麵

訣竅

五穀飯加羊栖菜
攝取豐富的膳食纖維

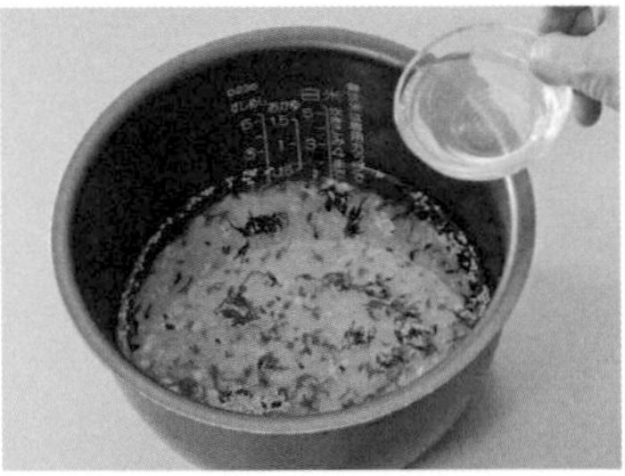

烹調重點

羊栖菜和五穀飯都很容易吸收水分，煮的時候請以水（3）、五穀米（2）、羊栖菜（1）的比例烹煮。

食譜・料理製作／落合貴子

主食 羊栖菜五穀飯

材料（2人份）

白米…2杯
五穀米…2大匙
乾燥羊栖菜…1大匙

做法

❶ 白米洗淨，瀝乾，加入2杯的水後放入電子鍋。
❷ 在①裡加入五穀米、羊栖菜、3大匙水（份量外）。
❸ 以煮飯模式烹煮。

湯品 南瓜芝麻味噌湯

材料（2人份）

南瓜…⅛個
高湯…500ml
薄鹽味噌…1 ½ 大匙
白芝麻粉…3大匙

做法

❶ 南瓜去蒂和籽，切成0.5公分厚的片。
❷ 將①放入鍋裡，加入高湯煮軟。
❸ 熄火，加入薄鹽味噌調味，再撒上白芝麻粉。

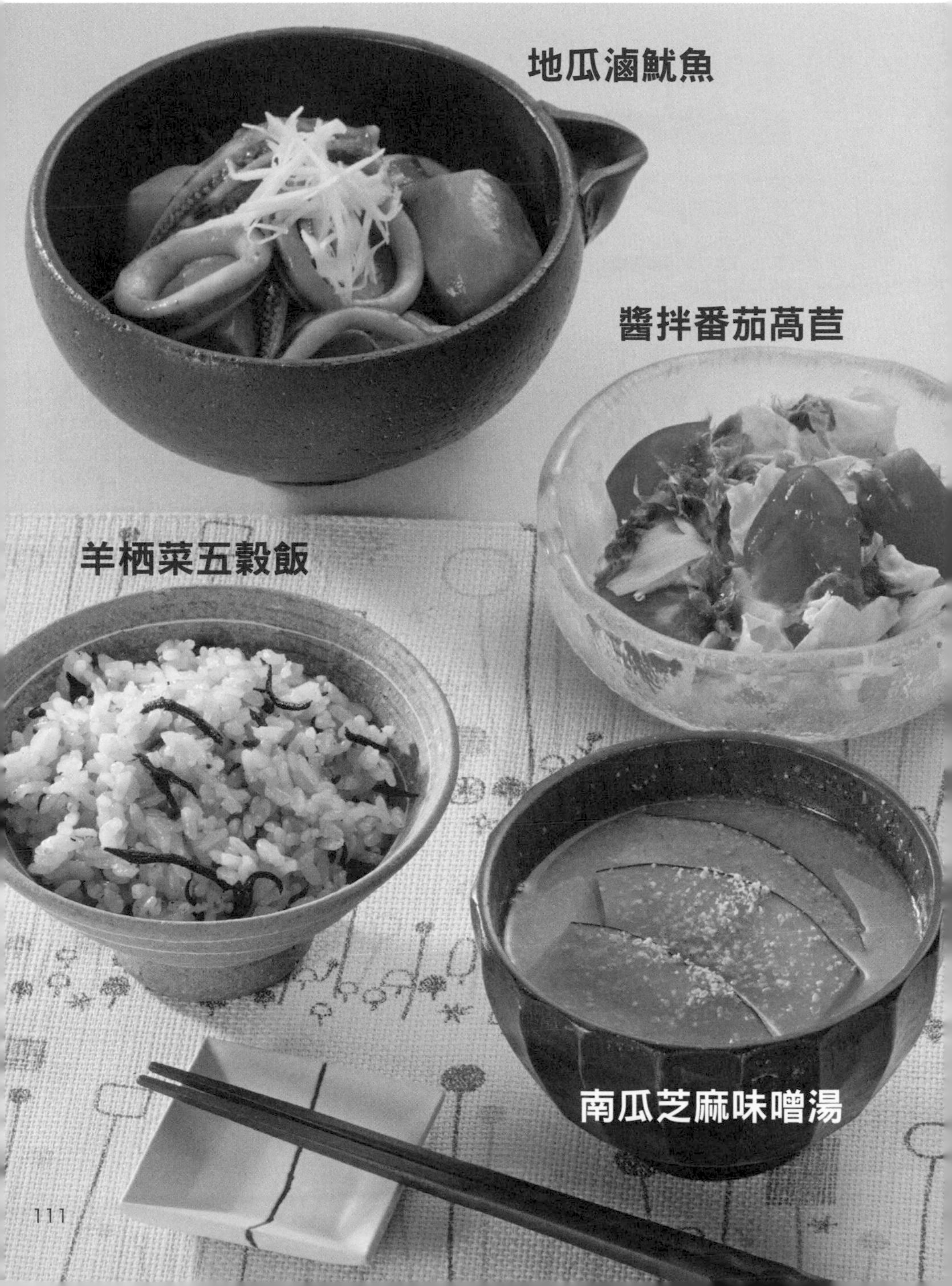
地瓜滷魷魚
醬拌番茄萵苣
羊栖菜五穀飯
南瓜芝麻味噌湯

配菜 地瓜滷魷魚

材料（2 人份）

魷魚…1 片
地瓜…3 個
薑汁…1 小匙
Ⓐ 高湯…300ml
　薄鹽醬油…1 大匙
　味醂…2 大匙
　酒…1 大匙
薑絲…適量

做法

❶ 魷魚去除內臟和軟骨，身體部分洗淨切成圓片。切除墨囊和魷魚腳，小心不要弄破墨囊，剝除腳上的吸盤，切塊。
❷ 地瓜削皮，切成一口大小。
❸ 將Ⓐ放入鍋裡煮滾，加入①汆燙（皮變色即可）。
❹ 將②加入③的滷汁，煮滾後，再放入從③撈出的魷魚及墨囊，煮約 5 分鐘。
❺ 加入薑汁拌勻盛盤，擺上薑絲。

配菜 醬拌番茄萵苣

材料（2 人份）

番茄…1 個
萵苣…2 片
Ⓐ 柴魚片…5g
　檸檬汁…1 大匙
　薄鹽醬油…1 大匙

做法

❶ 番茄切片，萵苣撕成一口的大小。
❷ 將①、Ⓐ倒入碗裡，拌勻。

紫色食物和維生素A、C、E，最能幫助視力修復。

◆改善飲食是照顧眼睛最有效的方法

錯誤的生活習慣是導致眼疾的最大原因，尤其是飲食。高壓、睡眠不足、抽菸、紫外線……這些都是身體產生活性氧的原因，活性氧更是導致細胞氧化、血液變濃濁的元凶，甚至還會引發動脈硬化、癌症、心肌梗塞等疾病。

眼睛血液循環不佳，就是眼白泛紅的結膜下出血、睫毛倒插、視物變形的中心性網膜炎（中心性漿液性脈絡膜視網膜病變）等的導因。嚴重時會引發白內障、青光眼、黃斑部病變等的眼疾。眼睛是身體所有器官中，最容易受活性氧侵害的器官。而隨著年紀增長，身體內保護細胞、阻止活性氧傷害的抗氧化物質會減少，視力衰退、眼睛疲倦等老化現象也會更明顯。

◆多多補充抗氧化物

由衷建議大家多多攝取具有高抗氧化效用的維生素A、C、E。

維生素A有益於視網膜感光物質、視紫質（rhodopsin）的製造。當我們從亮處走進暗處時，需要等眼睛適應黑暗後才能看見東西，這時如果視紫質不足，就必須等待很長的時間才能看見物體，嚴重缺乏者可能會變成夜盲症，待在暗處時會完全看不見。而雞肝、海苔、鰻魚、紅蘿蔔、菠菜、小松菜等食物都富含維生素A。

維生素C可促進聯結細胞的膠原蛋白的形成，對於血管、骨骼、肌肉等全身器官有很大的幫助，還有提升免疫能力、消除疲勞、預防感冒及美容的功效。壓力大或是有喝酒、抽菸習慣的人，更要積極攝取維生素C。檸檬、小松菜、甜椒、青花菜、西印度櫻桃等食物富含維生素C。

維生素E可以抵擋活性氧的攻擊，保護細胞、抗老化，還可阻止膽固醇氧化，預防動脈硬化、高血壓、心臟病。堅果、酪梨、南瓜、鮭魚、沙丁魚等食物都含有豐富的維生素E。

多酚的抗氧化作用比維生素E更強大。藍莓或茄子等食物之所以為紫色，就是因為花青素，它跟維生素A一樣，會製造視紫質，提高適應黑暗功能，還有強化微血管、促進血液循環的作用，對於阻止視力衰退、消除眼睛疲勞有效。

富含花青素的紫色食物

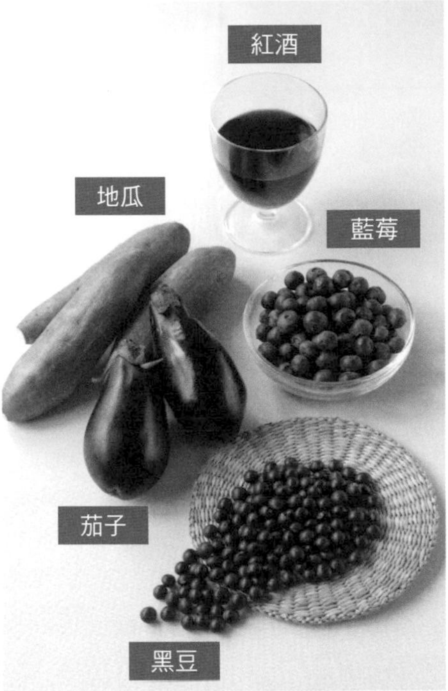

紫色食物含有豐富可抗氧化的花青素，皮的部分尤其多，顏色越深者越多。除了上圖的食物，櫻桃、紅豆、葡萄、紅紫蘇、黑醋栗也富含花青素。

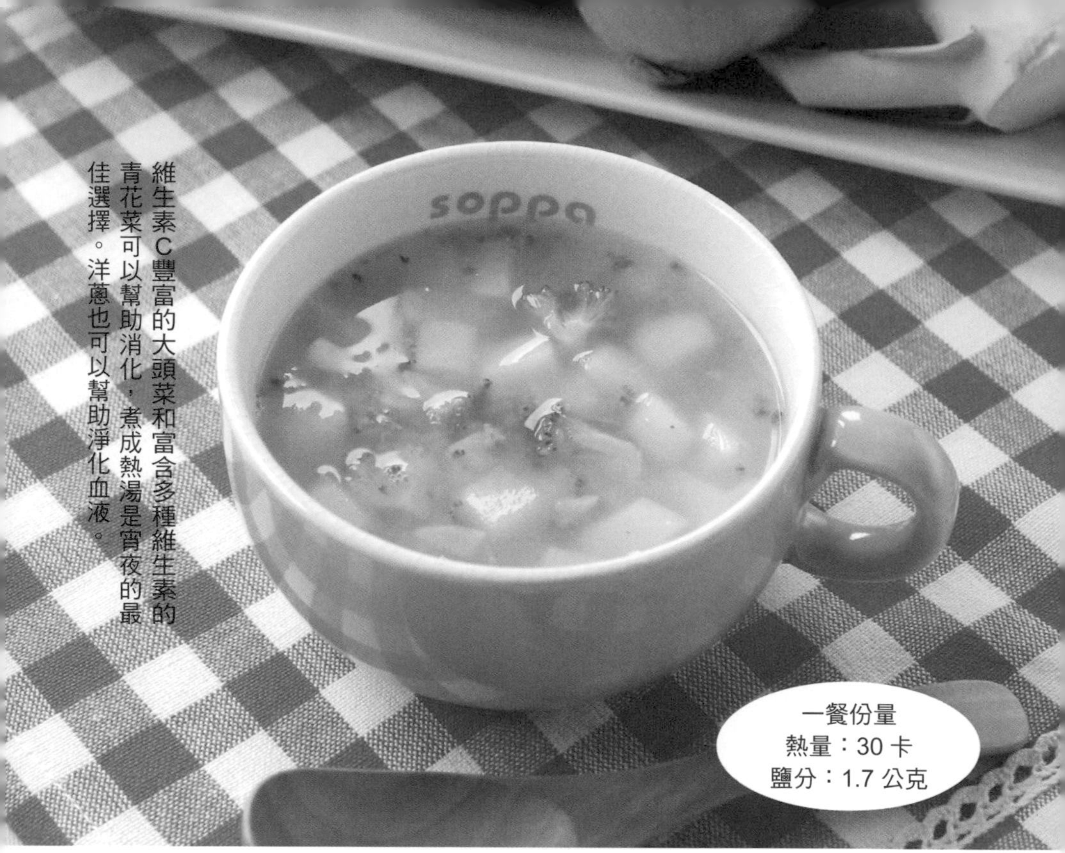

維生素C豐富的大頭菜和富含多種維生素的青花菜可以幫助消化，煮成熱湯是宵夜的最佳選擇。洋蔥也可以幫助淨化血液。

一餐份量
熱量：30 卡
鹽分：1.7 公克

有效補充維生素 A、C、E

大頭菜青花菜湯

材料（約 200ml）

大頭菜…1 個
青花菜…¼ 株（75g）
洋蔥…¼ 個（50g）
水…400ml
月桂葉…1 片
雞湯粉…½ 小匙
鹽…½ 小匙
胡椒…少許
橄欖油…1 小匙

做法

❶ 大頭菜削皮，切成 0.5 公分的小塊。青花菜切成 0.5 公分的小塊。洋蔥切成細末。

❷ 將橄欖油倒入鍋裡，中火加熱，放入①的洋蔥和月桂葉，炒至洋蔥變透明。

❸ 加入①的大頭菜和青花菜，稍加拌炒後加水、雞湯粉，以中火煮 10 分鐘。

❹ 加鹽、胡椒調味，盛碗。

想提升視力，先調整腸道環境，味噌漬洋蔥營養又美味。

◆醃漬蔬菜尤其適合做常備配菜

我在為病患治療眼疾的同時，也在研究預防眼疾的方法。我發現咖啡因、酒精、抽菸會讓青光眼、白內障、老花眼的症狀惡化。此外，糖分攝取過多時，升高的血糖值會傷害眼睛周邊的微血管，引發網膜症（眼睛視網膜血管破壞性疾病，為了輔助受損血管的功能，新生血管會延伸，破壞視網膜），白內障和青光眼也會更惡化。

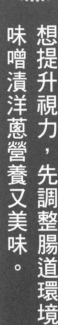

因此，為了修復視力，必須控制咖啡因及酒精的攝取，還要檢視平日的飲食是否過量。

最簡單的檢視標準就是吃完飯後特別想睡覺或覺得懶洋洋，有這種情形就表示你吃太多了。因為肝臟得全力啟動處理攝取至體內的營養素，所以才會覺得累。也因此，體內酵素（存在於體內，消化、吸收、代謝等所有生命活動所需物質）會被大量消耗，由此可見，吃太多不只對肝臟造成負擔，全身器官都有負擔。另一個檢視標準，是一天內能否順暢排便三次。一般都認為膳食纖維和水分攝取不足是導致排便不順的主因，但其實飲食過量不僅會為了消化造成體力上的負擔，腸道蠕動也會衰弱。

一旦無法正常排便，腸道內的腐敗食物毒氣會產生毒性物質，腸壁吸收後，血液就會變髒。因為毒素、多餘養分而變濃濁的血液在身體內循環，來到了眼睛的微血管，就會傷害血管的細胞。換言之，將腸道環境調整為健康狀態，很有可能讓眼睛恢復年輕狀態。因此，減少攝食量非常重要，具體方法就是我一再強調的細嚼慢嚥，以糙米飯為主食，多吃蔬菜類的配菜。

也許有人會疑惑，蔬菜類的配菜是什麼？我建議可以試試醃漬蔬菜，例如「味噌漬洋蔥」。發酵食品富含乳酸菌，洋蔥所含的寡糖可以讓腸道益菌變多，調整腸道環境。這道菜富含膳食纖維，又可以先做好保存，不妨一次多做一點當作常備菜，隨時都可以享用。

我就是以這樣簡單的飲食建議，調整患者的生活習慣，改善患者的排便情況。即使有白內障或青光眼等問題，試著增加每天的排便次數，視力也能回升。

味噌漬洋蔥

材料

洋蔥…1 個

味噌…7 ～ 8 大匙

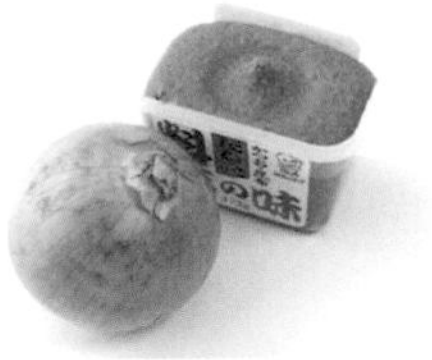

做法

❶ 切洋蔥

洋蔥削皮，圓切成六等分。

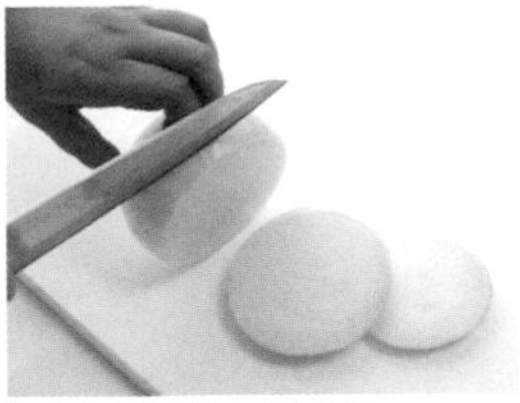

❷ 醃漬

挖 1 大匙味噌鋪在保鮮盒底，放上洋蔥，再塗 1 大匙味噌，再擺洋蔥。最後一層的洋蔥面也要抹上味噌。

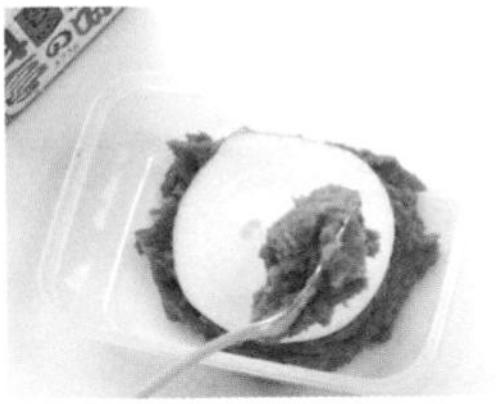

完成！

靜置兩小時就可食用，放冰箱冷藏保存，建議每天吃一至二片。第二天後味道更濃郁，記得用乾淨的湯匙刮除洋蔥上的味噌再吃。

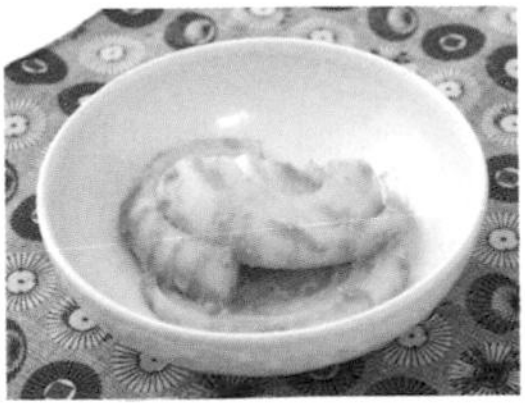

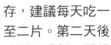

多吃魚改善黃斑部病變，檸汁罐頭鮭魚攝取豐富的蝦青素。

我所提倡的「眼睛綜合醫學」，強調透過改善飲食、運動、睡眠、壓力等生活習慣，來治療黃斑部病變等眼疾。而我的患者中許多人，都以這些方法緩解黃斑部病變眼底出血回復視力。

重點就在於營養均衡的飲食，主食與配菜的份量為五：五，而配菜的理想分配比例為動物性蛋白質一、植物性蛋白質一、蔬菜三。雖然要攝取動物性蛋白質，但我建議少吃肉，要多吃魚，所以推薦「檸汁罐頭鮭魚」。

罐頭鮭魚的營養雖然比新鮮的魚差一點，但是最大好處就在於易取得，也好保存。罐頭鮭魚再加上檸檬汁，就是一道可以有效改善黃斑部病變的配菜。

黃斑部位於視網膜中心，是與黃斑部病變有關的深層組織。許多研究在深入鑽研這個部位時，發現存在大量具有抗氧化作用的維生素C和礦物質鋅，因此這兩種養分被認為是黃斑部正常運作的必需營養素。

鮭魚除了富含強效抗氧化物質、蝦青素，也含有鋅。檸檬則有豐富的維生素C。檸汁罐頭鮭魚能幫助你攝取到這些營養素，改善黃斑部病變症狀。

現在在日本，黃斑部病變患者的人數越來越多，幾乎已經跟歐美並駕齊驅，原因就在於飲食西化的關係。請大家務必改變肉食習慣，以魚肉為主。不過，雖說是有益眼睛，攝取過量也不是好事，一週吃二至三次即可。

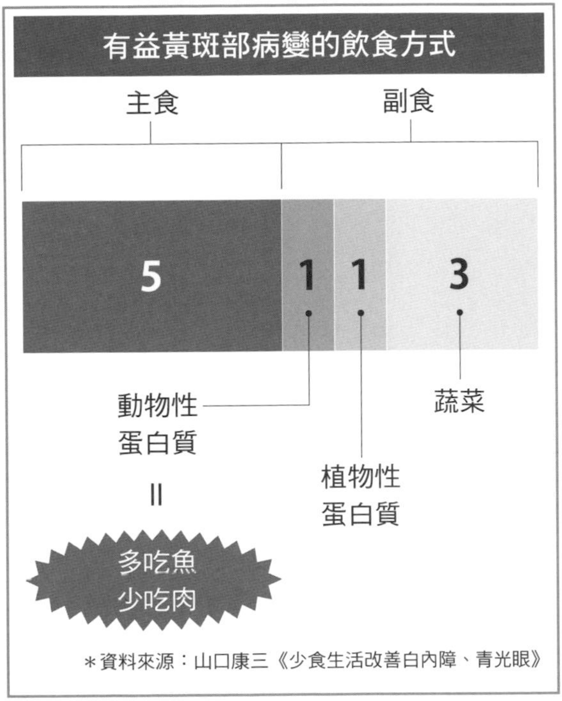

＊資料來源：山口康三《少食生活改善白內障、青光眼》

檸汁罐頭鮭魚

材料

鮭魚罐頭…1 罐（90g）

檸檬…⅛ 個

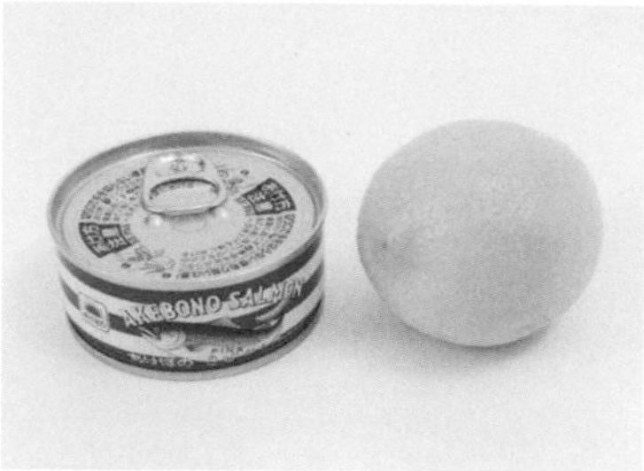

一週吃
二至三次，
消除活性氧

完成！

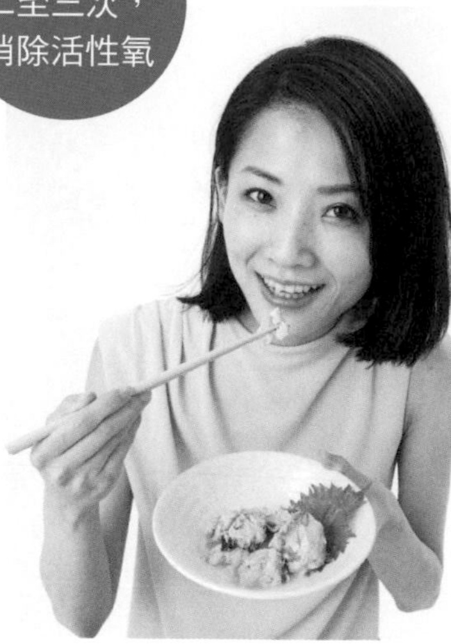

可以品嚐魚的鮮美滋味，又能減少吃肉。

做法

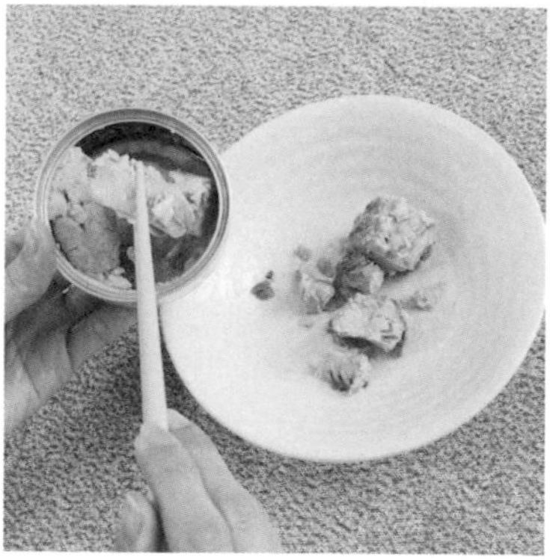

❶ 罐頭鮭魚盛盤

打開罐頭，取出魚肉盛盤。

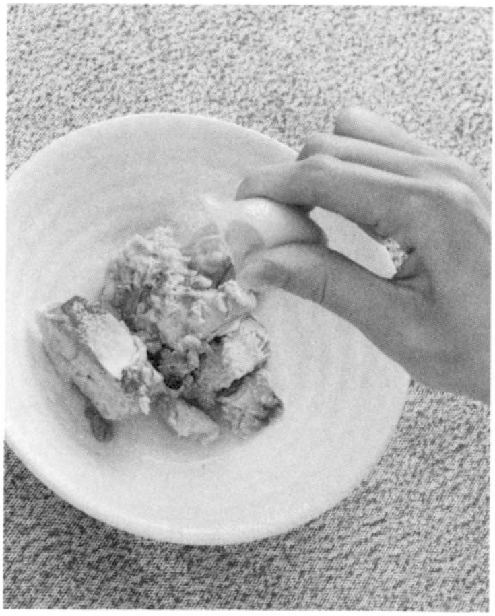

❷ 擠檸檬

一個罐頭的魚肉可以配⅛ 顆檸檬，如果有紫蘇葉，也可搭配。

PART 3

〈護眼生活對策〉

有效修復視力的生活好習慣

眼睛問題，好的生活習慣有解。

◆因身體健康而產生眼睛毛病

我將白內障、青光眼、老年性黃斑部病變、中心性視網膜炎、糖尿病視網膜病變定位為「眼睛的慢性病」。慢性病是因飲食、睡眠等日常行為所引起的疾病總稱，錯誤的生活習慣也會成為眼疾的導因。

糖尿病或高血壓會讓特定器官出現異常症狀，不過，只有在身體虛弱時才會出現異常，背後的真相通常都是全身有問題了。這樣的狀況以眼疾方式呈現，就會引發白內障或青光眼。慢性病單靠藥物是無法治好的，想要改善這些問題，就必須改掉錯誤的生活習慣，打造一個擁有超強修復力的體內環境。

◆血液循環變好，就能改善眼睛問題

眼睛直接與大腦連結，可以說是身體中處理大量情報的最進化器官。因此，很容易被全身的健康狀況給影響，甚至也會被精神方面的心理狀況影響。保持身心健康不僅能改善身體疾病，也能緩解眼疾。血液循環是維持健康的重要指標。眼睛是人體器官中唯一可透過顯微鏡看到血管和血液狀況的器官。

不好的生活習慣會導致血液變濃稠，循環也跟著變差，養分和氧氣無法送抵各個細胞。更糟的是，毒素無法排出，成為多種疾病的導因，視力也會變差。當濃稠的血液對血管造成負擔，動脈硬化便會惡化，容易脆弱出血，長出新生血管，連眼睛底部的微細血管也會有不良影響，甚至眼底出血。

我常用「健康檢測」為病患診斷（參考P127）。八項總分須達到三十二分以上才是合格，未達三十二分則表示生活習慣有問題。這八個項目，每個對保養眼睛都有重要功能。

其實在我的診所裡，許多患者因為改變生活習慣，而改善了他們的眼疾狀況。比方說，糖尿病併發症之一的糖尿病視網膜病變，曾有一位罹患糖尿病黃斑症的五十五歲患者，他被告知眼睛已經無法醫治了，最後卻透過改善飲食、養成運動習慣等生活調整，大大改善了眼睛症狀。

在視網膜的結構中，黃斑部對視力影響最大，一旦惡化，治療難度就會大增，視力也會大幅滑落，甚至失明。不過，請看左邊眼底照片，這位患者改變生活習慣九個月後，黃斑部附近滲出的血液被吸收，變得出乎意外的乾淨。因此，請務必改善錯誤的生活習慣。

糖尿病黃斑症的眼底照片

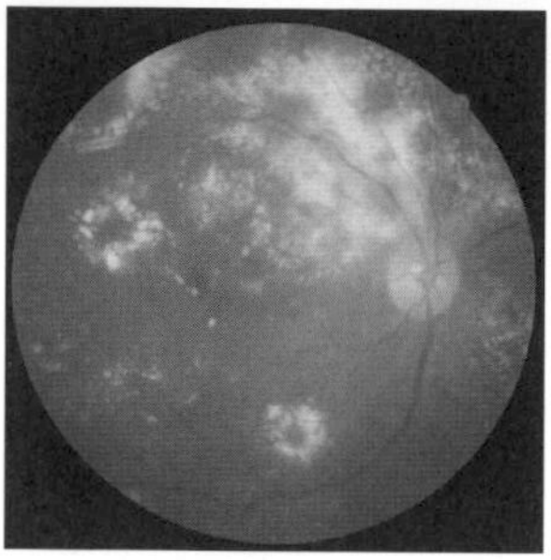

調整生活習慣前

糖尿病併發症的一種，視網的微細血管血液循環不佳，有滲血現象。

⇩

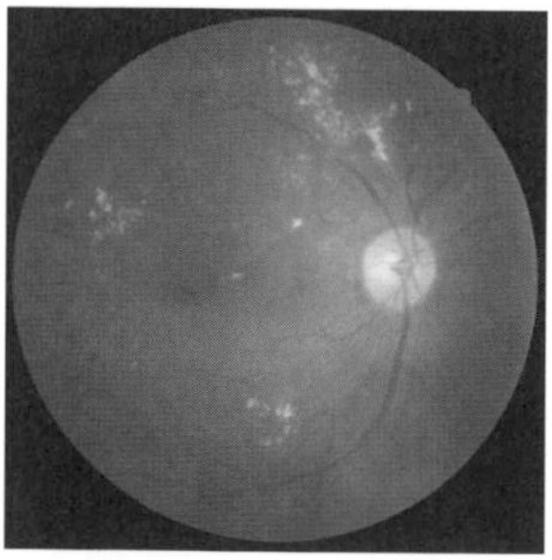

調整生活習慣後（九個月後）

在調整飲食與固定運動九個月後，浮腫消失，有了大幅改善。

眼睛生活習慣病的【健康檢測】

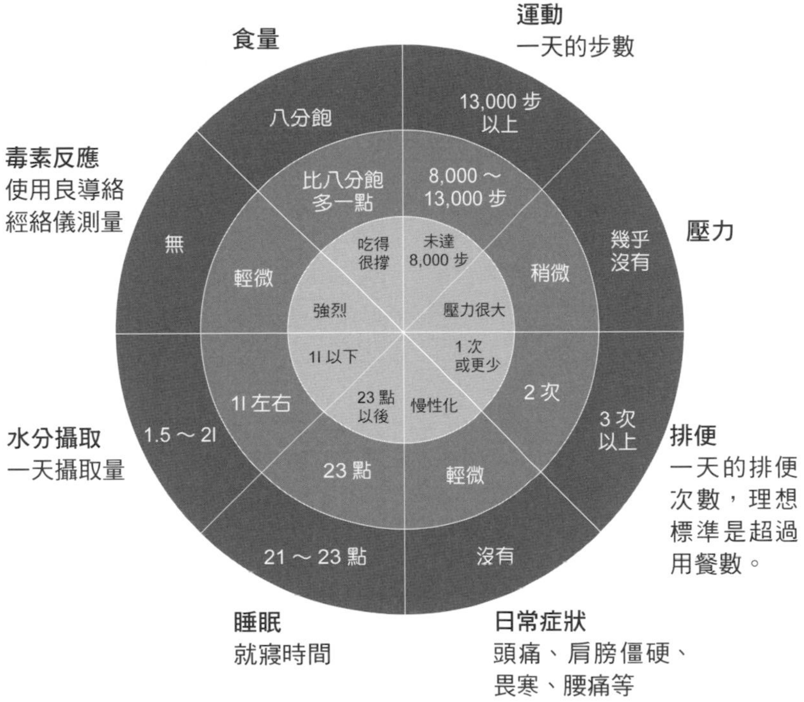

計分方法

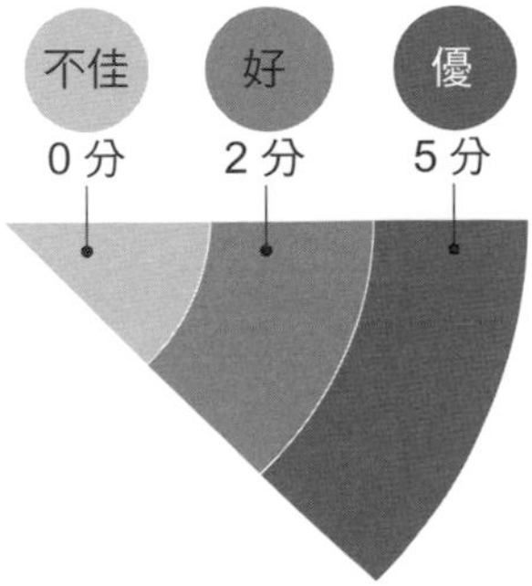

八項合計，滿分為 40 分、32 分以上就是及格。

促進血液循環是健康的捷徑，還能改善視力問題。

◆身體不好，眼睛也一定差

完成前面的健康檢測了嗎？三十二分以上才是及格，不過，眼睛不舒服的人，應該很難及格吧！我的患者幾乎沒有人是一開始就及格的，因為紊亂、不規律的生活習慣絕對對眼睛有不良影響。

檢測中的八個項目彼此之間關係密切；我先針對「運動、壓力、排便、症狀」這四點的重要性，以及如何在檢測中獲得好分數的祕訣來解說。

我始終認為治療眼疾的首要之務在於運動以及改善飲食習慣，因為在我讓檢測不及格的患者們針對上述兩點改善後，許多人的眼睛情況都大為好轉。

雖然我說要運動，但如果是激烈運動，反而會造成壓力，讓加速老化凶手之一的活性氧變多。因此，我推薦「走路運動」（以感覺舒服的速度來做就好），目標設定在一萬三千步以上，先求達成目標，再慢慢增加步數。

運動會促進血液循環，活化代謝；身體狀況好轉，眼睛的問題自然能獲得改善。而且，運動還可以紓緩壓力。要知道，人體一旦承受強大壓力，調整身體機能的自律神經（交感神經）會產生反應，讓血管收縮。這就是血液循環變差的原因，不利於眼睛的健康；但是「走路運動」可以消除壓力。

◆空腹時分泌的荷爾蒙刺激腸道蠕動、促進排便

對於經常過食的現代人，我建議實踐八分飽的飲食生活，重點在於要感受「空腹感」。當大腦有空腹感時，會分泌胃動素，腸子開始蠕動，肚子會發出「咕嚕咕嚕」的聲音，這樣就能促進排便。只要身體內不需要的毒素能確實排除，人就會有活力，眼睛也會變健康。

運動也很重要，以舒適的速度來走路運動。許多人雖然檢測分數不好，卻沒

一日 13,000 步以上，便祕、壓力、不適感統統消失

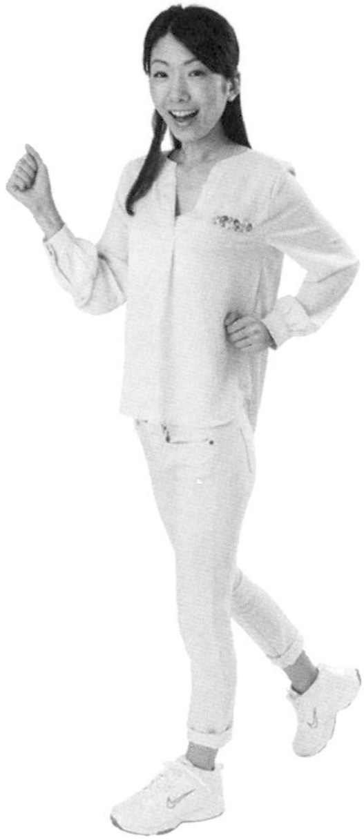

有腰痛、腳痛問題的人，請在不勉強的範圍內，每天持續。

做法

早上起床後戴上計步器，目標就是在一整天內走路 13,000 步以上。不過，待在室內的行走，不能列入計算。建議早、午、晚各走 30 分鐘，走到身體微微發熱、出汗的程度。外出時，可以試著提前下車或多走一站再搭車，盡量製造機會走路。別忘了補充水分。

有肩膀僵硬、懼冷症、頭痛、容易疲倦等自覺症狀。所謂「症狀」就是身體企圖自救的反應，沒有反應，就代表這些症狀已經變成慢性問題了。

不論如何，請將你的生活習慣調整為「優質」。

順著生理時鐘走，就有機會改善眼疾。

◆早睡生活可促進新陳代謝，治療疾病

人體有其生理時鐘，只要遵循著生理時鐘作息就能讓新陳代謝變好，延緩身體老化、預防疾病。

請看下頁圖。晚上八點至凌晨四點是細胞再生的時間，最適合睡覺。其中最重要的時間點便是晚上十點至凌晨兩點，這時候人體會分泌預防老化的荷爾蒙，荷爾蒙大約是入睡後一小時開始分泌，如此推論，晚上九點就寢是最理想的，如此才能分泌足夠的荷爾蒙。只要每天早早就寢，就容易消除疲勞，就算睡眠時間短也沒關係，也會變早起。

◆每天攝取一．五~兩公升的水

凌晨四點至正午十二點是體內毒素的代謝時間。一般來說，排便時約有百分之七十五的毒素會被排出；但若是血液循環不佳，毒素囤積在體內，氣色就會變差、容易感冒，經常出現頭痛、暈眩、焦慮不安等。

想要血液循環變好、順利排毒，攝取足夠的水分非常重要。建議一天的水要喝到一．五~兩公升，排出的尿液顏色呈現透明為最理想。每天的含咖啡因飲料不要超過一杯，因為含咖啡因飲料的利尿作用強，反而會排掉體內的水分；酒也是一樣。淨水器濾過的水或零咖啡因的花草茶都很不錯。現代人的眼睛常曝曬在紫外線下，很容易生出活性氧，因而受損，「柿葉茶」富含具強效抗氧化作用的維生素C和類黃酮，可以消除活性氧。

人體的生理時鐘

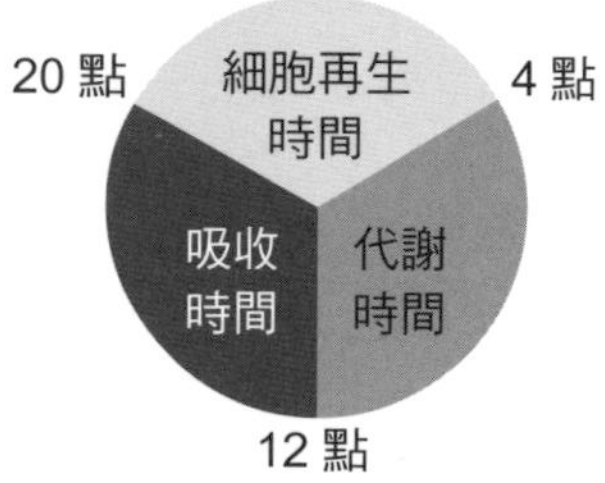

順應生理時鐘的生活習慣，對眼睛特別有益

柿葉茶

做法

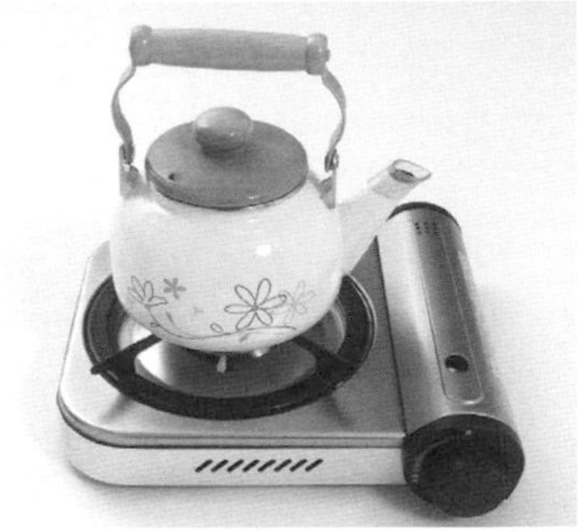

❶ 水壺裝水，開火煮滾。

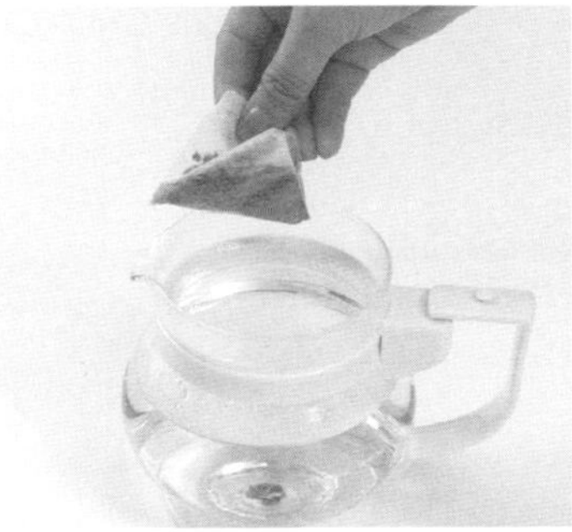

❷ 熄火，將1～2個茶包放進壺裡。

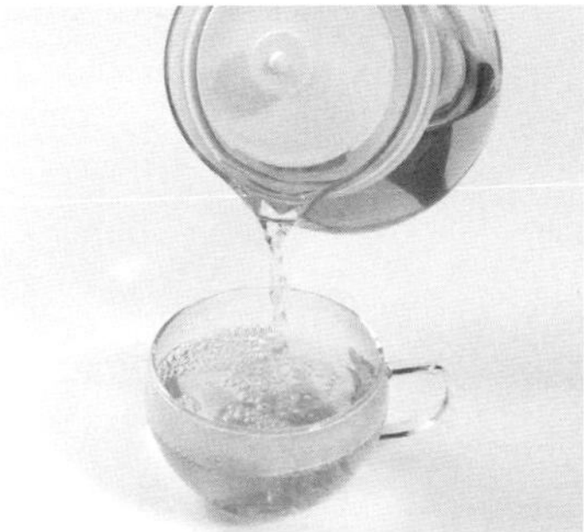

❸ 泡10～20分鐘即可，也可以放冷再喝。

建議在上午到 **15** 點間，每天喝 **1.5 ～ 2l** 的水。

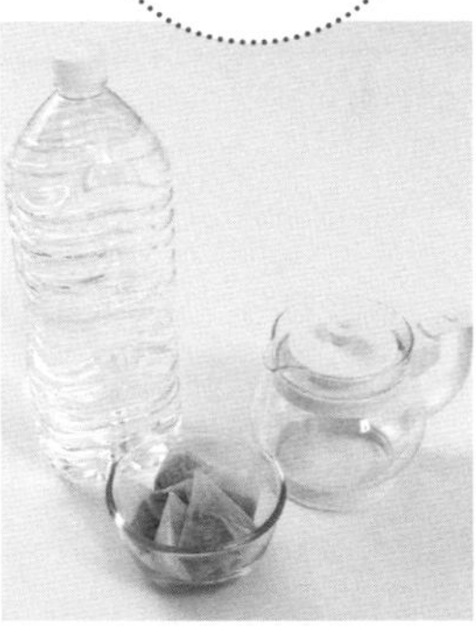

準備用品

柿葉茶茶包…4 ～ 8g

水…1.5 ～ 2 公升

茶壺

飲水重點

建議在上午至 15 點間或運動後充分飲水，記得要節制含咖啡因或酒精等飲品的攝取量，若尿液呈透明就代表飲水充足。柿葉茶有預防氧化的功用，一次不要泡多，以當天能喝完為佳，不要隔夜飲用。

◆一日兩餐、餐餐八分飽

中午十二點至晚上八點是身體吸收營養的時間，建議要在這時段用餐。但多數現代人有營養過剩的問題，為了照顧眼睛，我推薦大家要少食。

血流不足是視網膜受損的原因之一，善用散步改善血液循環！

促進血液循環是改善糖尿病視網膜病變的第一重點。罹患糖尿病，不僅動脈容易硬化，全身血液循環也會惡化。一旦視網膜血液循環變差，就會引發糖尿病視網膜病變。由此可見改善視網膜血液循環的重要。

此外，也務必消除因為壓力、睡眠不足、便祕、運動不夠等導致血液循環惡化的原因。除了糖尿病，多數的慢性病，都會讓血液循環變差。想要改善血液循環，必須從原因切入。

壓力會讓交感神經緊張，使得血管收縮，血流變差；如果整個人放鬆，副交感神經作用會處於優勢，血管擴張，血液循環會變好。你可以選擇適合自己的方法來紓壓，例如熱愛音樂的人就可以聽喜歡的音樂來放鬆。

睡眠不足也會導致血液循環變差，活動一整天的細胞會利用睡覺的時候修復。為了修補因糖尿病而受損的血管細胞，一定要擁有優質睡眠。

便祕也是導致血液循環惡化的原因之一。便祕拖久了，會引發慢性腸炎，使得全身血液循環變差。有句話說「腸腦相連」，腸道也會分泌大腦的快樂荷爾蒙（血清素）。因此，當腸子慢性發炎時，大腦就會處於憂鬱狀態，腸道也漸漸地不再蠕動。要解決便祕問題，飲食請以穀類和蔬菜為主，並且想辦法擁有充足的睡眠。

運動不夠是血液循環不佳的最大原因。就算消除了前述所有會導致血流變差的原因，如果不運動，也無法有所改善。

運動可以強化胰島素作用，這是讓血糖值下降的必要因素，也能有效改善便祕問題。沒有運動習慣的人，只要從現在開始，每天走路三十分鐘，就能改善血液循環問題。理想情況是一天四次，每次散步三十分鐘，不過，可以慢慢地增加時間。

走路時，大腦會分泌快樂荷爾蒙，讓心情變好，然後你就會愛上散步。但糖尿病患者容易脫水，散步時一定要邊補充水分邊走路。

治療糖尿病視網膜病變①

改善血液循環

治療糖尿病視網膜病變的必要條件，就是改善因糖尿病惡化的血液循環。重點在於消除壓力、睡眠不足、便祕等問題。運動也是優化血液循環的重要方法，走路便是最簡單的選擇，沒有運動習慣的人就從散步開始。

優質睡眠

睡眠不足不僅血液循環會變差，也會讓腦細胞受損、免疫力降低。請養成晚上十點就寢的習慣，每天睡足七小時。

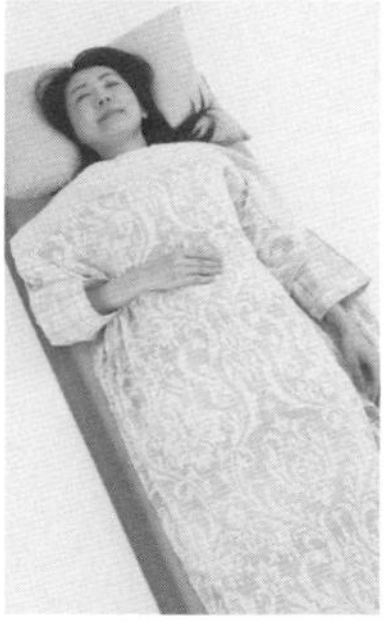

消除壓力

壓力會讓交感神經處於緊張狀態，血液循環變差。可以聽喜歡的音樂來紓壓，請選擇適合自己的紓壓方法，徹底放鬆。

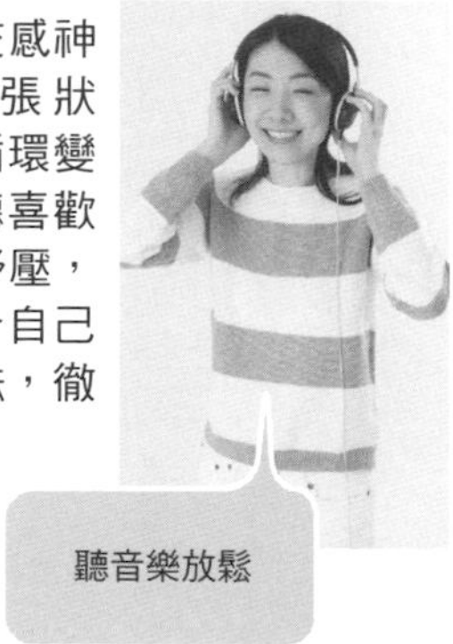

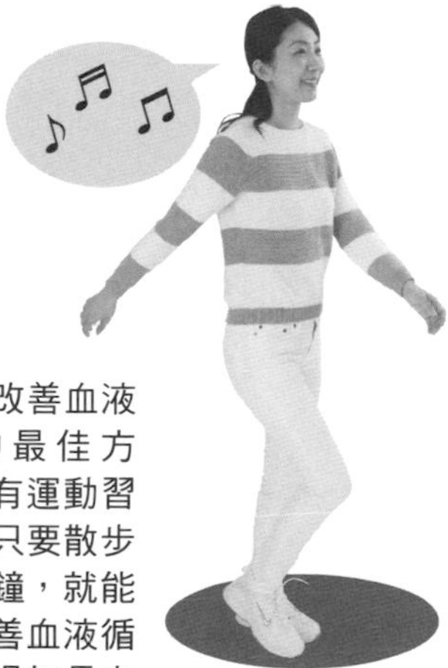

散步

運動是改善血液循環的最佳方法。沒有運動習慣的人只要散步三十分鐘，就能大幅改善血液循環，慢慢加長走路的時間即可。

改善便祕問題

便祕會導致腸道慢性發炎，引發內臟器官或血管生病。血管發炎不僅會讓動脈惡化，血液循環也會變差。

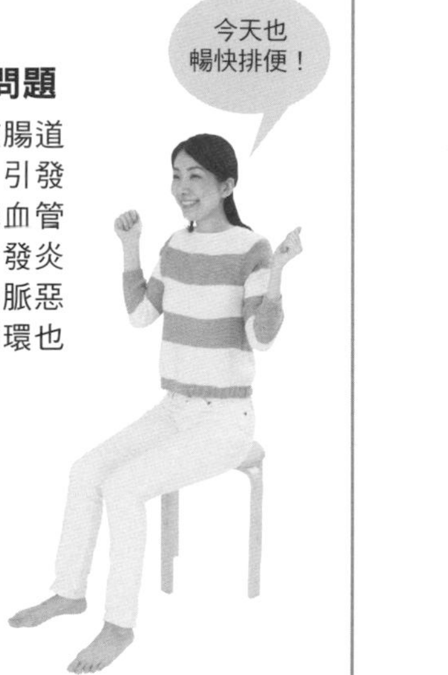

少食是改善肥胖、疾病的不二法門，改以糙米作主食吧。

降血糖飲食是改善糖尿病視網膜病變的第二個要訣。因此，我建議將主食換成糙米。

白米所含的醣分會迅速被腸子吸收，讓飯後血糖倏地上升。血糖值突然快速升高，血管就會受損。相對地，糙米富含膳食纖維，飯後血糖上升速度較慢，對血管的損壞降低，可預防糖尿病視網膜病變惡化。

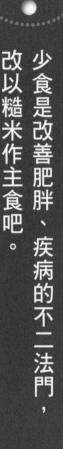

把主食換成糙米，配菜以蔬菜為主，從豆類或魚類攝取蛋白質。而洋蔥、牛蒡、蘆筍等蔬菜富含讓腸道益菌變多的寡糖，可以多加攝取。腸道環境變好後，會引發腸發炎的便祕問題自然也跟著解決了。

要注意的是，就算把飲食換成以糙米、蔬菜為主，攝食過量時，也仍有可能無法改善空腹血糖值（標準值七十～一百零九mg／dl以下）或醣化血紅素數值（標準值六．二％以下）。

現代人的糖尿病大多是肥胖所導致，一定要用少食來解決——餐餐八分飽，不要吃到撐。理想狀態是覺得肚子裡沒有堆積任何東西，感覺輕盈。

當我們處於空腹狀態，身體會分泌成長激素、副腎皮質荷爾蒙等各種具有預防疾病功效的荷爾蒙，但是在飽腹狀態下就只會分泌胰島素。有句話叫「空腹治病」，就是希望大家好好享受空腹這件事。

不過，有在服用糖尿病藥物或注射胰島素的人，早上空腹運動的話，恐怕會引發低血糖。上述的人空腹血糖值最好是控制在一百四十～一百六十 mg／dl 之間，如果想要藥物減量，務必要向醫師諮詢。

我也會要求病人少吃甜食或喝酒。因為糖不僅讓血糖值快速升高，還會讓人上癮而不自知，導致糖尿病視網膜病變惡化，而酒精除了讓血液循環不佳，更會直接損害眼睛。只要能控制醣分、酒類的攝取，採取糙米加蔬菜的少食生活，糖尿病視網膜病便會確實改善。

治療糖尿病視網膜病變②

降血糖飲食

降血糖固然重要，預防血糖的飆升也很重要。血糖的上下波動會導致動脈硬化，視網膜狀況也會惡化。想要改善糖尿病視網膜病變的要訣就是少食。其實空腹並不會對人體健康造成傷害，請養成「肚子真的餓了再吃」的習慣。

八分飽就好

飲食以八分飽為原則，不要吃到撐。少食不僅能預防及改善糖尿病，對各種慢性疾病都有效。

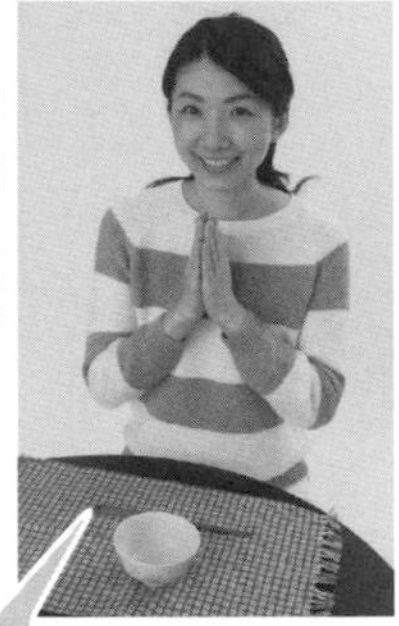

雖然還想再吃，
但是八分飽就夠了！

把白米換成糙米

糙米的糖分吸收速度慢，不會讓血糖突然飆升，有益於血管保養。除外，糙米富含膳食纖維，可以改善便祕。

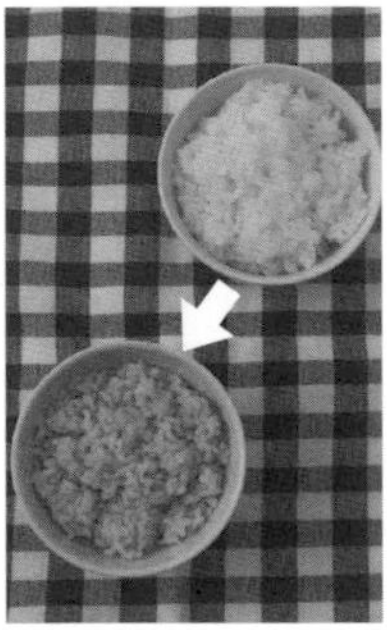

攝取富含寡糖的蔬菜

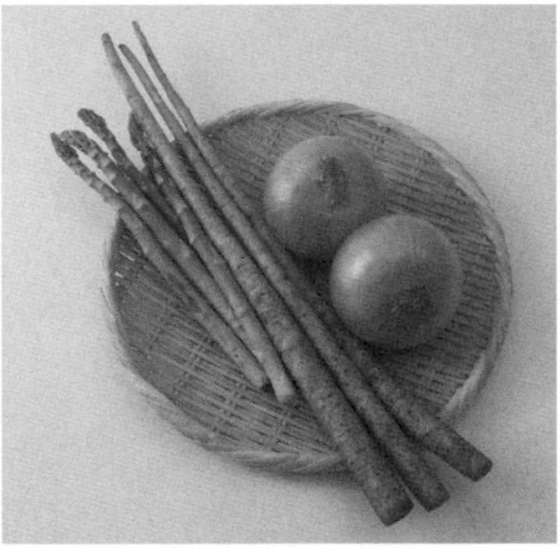

洋蔥、牛蒡、蘆筍等蔬菜富含的寡糖可增加腸道益菌，改善腸道環境，有助緩解便祕問題。

相較於飽腹狀態，
空腹更健康。

享受空腹

空腹時，大腦會更靈活運作，活動力也會變強。養成享受空腹感的習慣。

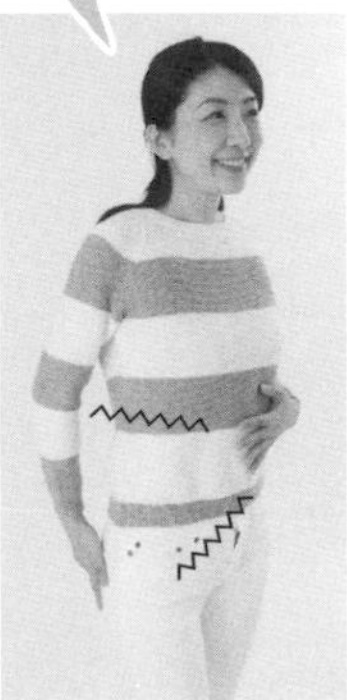

治療糖尿病視網膜病變的QA問答

Q 不愛糙米怎麼辦？

A 吃發酵糙米（以特殊方法將無農藥糙米發酵的食品），或是將五穀雜糧混合白米一起煮，或直接購買市售的五穀米，飯後血糖質會緩慢上升。無論如何，重點就是少食，不要攝取過量。

Q 配菜該如何選擇？

A 配菜建議以蔬菜、豆製品（豆腐、納豆）、魚類來搭配。最佳的比例，主食為五，蔬菜三、植物性蛋白質（豆製品）一、動物性蛋白質（魚）一。

Q 我該喝多少水？

A 糖尿病患者比一般人容易脫水，建議一天要攝取一．五～兩公升的水，少量多次地喝。除了糖尿病，動脈硬化、高血壓的人發生腦中風的機率也高，水分攝取非常重要。除了開水，也可多喝富含維生素C的柿葉茶攝取水分。

Q 不吃早餐沒問題嗎？

A 一般人為了少食不吃早餐是沒有問題的，但是糖尿病患者為了避免血糖值突然升高或降低，就算少食，還是要維持一天三餐。養成運動習慣，正常睡眠也有助於穩定血糖值。

Q 散步時間可以集中在一起嗎？

A 要改善視網膜疾病，一天走超過一萬三千步才有效。當然可以集中一次走完，但應該很難持續，還是分次挑戰會比較好。如果三十分走約三千步，走四次就有一萬兩千步，再加上日常的行動應該也有個一千步，要達標並不難。

日本人
失明原因
第二名

糖尿病視網膜病變檢測表

＊此表是為未被診斷有糖尿病的人設計，糖尿病患者請至眼科接受檢查。

- ❶ 身材肥胖 ☐
- ❷ 有便祕問題 ☐
- ❸ 喜歡甜食或高脂食物 ☐
- ❹ 不愛吃蔬菜 ☐
- ❺ 幾乎天天喝酒 ☐
- ❻ 睡眠不足 ☐
- ❼ 幾乎不運動 ☐
- ❽ 覺得最近視力不好，看不清東西 ☐
- ❾ 未曾接受血液檢查 ☐
- ❿ 未曾接受眼底檢查 ☐

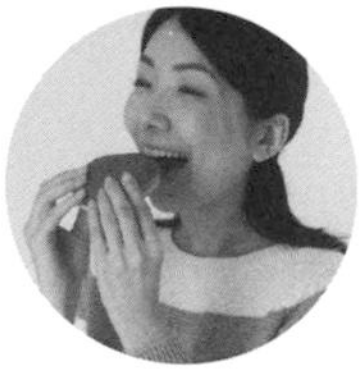
喜歡甜食

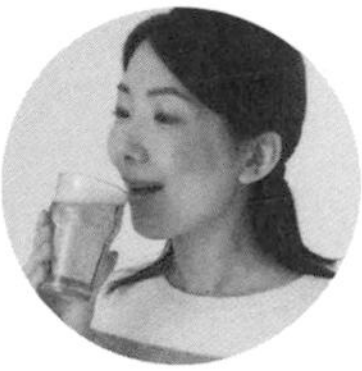
每日喝酒

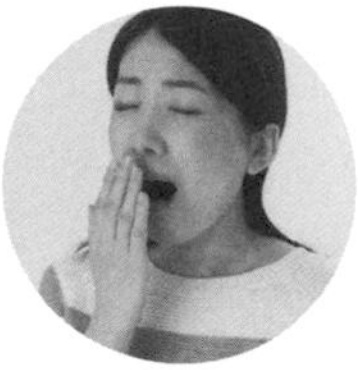
睡眠不足

2 個以上……要注意
3 個以上……要特別注意

Q 有不適合散步的人嗎？

A 沒有人不可以散步；不過，有在服用降血糖藥或注射胰島素的人，要避免低血糖。正常飲食的情況下不太有低血糖問題，如果還是有，請諮詢內科醫生。

PART 4

〈視力博士來解答〉

改善視力必知的47個Q&A

白內障

青光眼

黃斑部病變

糖尿病

視網膜病變

飛蚊症

老花眼

認識〈白內障〉

Q1 什麼樣的人容易罹患白內障？

A 白內障是眼睛水晶體變白濁的疾病，活性氧便是導致水晶體白濁的頭號凶手。眼睛水晶體吸收大量有毒紫外線的話，就會產生大量活性氧。如果沒有靠維生素C消除活性氧，水晶體會出現白濁感。

因此，經常曝曬於紫外線環境下的人，罹患白內障的風險尤其高，而常抽菸、喝酒的人，容易維生素C不足。

Q2 確定罹患白內障，如果什麼都不做會怎樣？

A 會一直惡化吧！就算被告知得了白內障，相信也有許多人不知道自己是哪種類型。最常見的是皮質性白內障——多數的老年性白內障就是這種類型，水晶體周邊呈白濁狀態（透明部分和白濁部分混在一起），而攝取維生素C可以有效預防。

罹患核性白內障的人，常會誤以為自己的老花眼沒了。因為核性白內障是從水晶體正中央開始變白濁，水晶體會增厚，症狀跟近視一樣，看遠不清楚，看近反而清楚，一旦惡化，視野會變模糊。多攝取維生素C可以達到預防效果。但不管是哪種白內障，都必須避免太常曝曬於紫外線下。

包住水晶體的囊袋中，位於後面的囊袋稱為後囊袋。與後囊袋連接的水晶體變白濁的話，稱為後囊下白內障。後囊下白內障的惡化速度非常快，很難用肉眼看到，務必多加留意。眼睛發炎、糖尿病、服用類固醇的副作用都是導致後囊下白內障的原因。

補充葉黃素確實會有改善效果。但如果視力變差，不太能看見東西，最好還是接受手術。

Q3 白內障是老人才會得的病吧？

A 占白內障半數以上比例的老年性白內障，其好發年齡是四十五歲以後。就好發率來看，五十五歲約是百分之十五、六十五歲約是百分之三十、八十五歲約是百分之九十，九十歲幾乎是百分之百，也就是年紀越大，罹患機率越高。不過，現在也有三十幾歲就得白內障的人。異位性皮膚炎、光刺激過高的生活、飲食生活紊亂、運動不足、壓力增加、藥物副作用都是可能的導因。

Q4 白內障手術會痛嗎？

A 手術過程會麻醉，所以並不太會疼痛。

不過，有人會覺得動手術會對生活造成不便。但是不妨想想，眼睛是人體重要器官，如果因為看不清楚而造成工作、生活困擾時，就算視力是一．零，也會需要動手術。視力弱到只能看電視的人，視力也不見得有一．零。如果日常生活沒有不方便，沒動手術也沒關係。

但是視力在零．七左右的人，接受手術後，也有可能視力變得更差，甚至完全看不見。

手術前務必接受X光檢查與抽血檢查。正在服用心臟病等抗凝血藥物華法林（Warfarin）的人，必須暫停用藥後一陣子才能進行手術。患有糖尿病的人，必須將血糖控制好才能動手術，若血糖控制不好，很有可能被醫生拒絕手術治療。

一般來說，手術時間大約是二十分鐘，但也有延長至四十分鐘的時候。

請注意，手術前後要避免吃甜食。除了醫生的技術，患者自己的身體狀況也是眼睛復原的關鍵。

Q5 可以兩眼同時接受白內障手術嗎？

A 理論上可以，但是我不建議這麼做，臨床上也很少這樣做。不過，最近確實是有很多醫生會幫患者兩眼一起動手術。

雙眼同時手術的風險，可想而知；即使單眼動手術，也可能會失敗，因此，在手術前是否需要更謹慎地評估呢？

通常會在做完單眼手術後，觀察至少一星期，再為另一隻眼睛動手術。如果可以，建議相隔三個月時間會比較安全。

Q6 動眼睛手術需要住院嗎？

A 不一定要住院，但為了謹慎起見，我會建議最好住院三天。

一般說來，手術大約費時二十分鐘，術後三十分鐘至四十分鐘要保持絕對安靜。時間到了可以起身走路，也可以正常地飲食。

對體力有自信，沒有其他疾病的人，很有可能可以不需要住院，當天就可返家。不過，手術後一週不能碰水，所以不建議在炎熱的夏天動手術。

此外，術後當天就回家的話，隔天起會有一週的時間要頻繁地回診檢查，確實有患者反應這樣很麻煩。就算手術後就能順利復原，最好還是向公司請假三天好好休息。

如果是體力比較不會有負擔的工作，確實可以提早回去上班；可是電腦等3C產品本來就對眼睛有害，建議還是不要碰，乾脆休養足夠再回職場。再者，就是要避免激烈運動。

植入的水晶體要一週時間才能附著，至少要三個月時間才能完全安定附著，這段期間不要配新眼鏡。

Q7 白內障手術有年齡限制嗎？

A 基本上，沒有年齡限制。

不過，隨著年紀增長，身體各個部位會出現問題。高齡者住院的話，有的人容易罹患失智症。

事實上，常有家人反對手術的案例。但只要本人有動手術的意願就沒問題，就算年過九十歲，只要身體情況允許，就能接受手術。但建議還是趁體力好的時候做手術比較好。

Q8 手術後多久時間才能恢復視力？

A 水晶體植入後，有人隔天的視力就有一．五，恢復至白內障前的視力。不過，若是因其他原因導致視力惡化，就無法恢復到上述程度。

容易罹患白內障的人，若是太常曝曬在紫外線下，也容易有黃斑部病變問題。不過植入的水晶體都有抗UV，可以確實降低黃斑部病變的機率。

Q9 植入的水晶體需要定期替換嗎？

A 一般說來，人工水晶體是半永久物體，除非無法對焦，基本上不須替換。當然，也會有適應不良的情況。但因為是裝在水晶體裡面，所以也不會有異物感，若真的不適合，手術時就會不順利，甚至滑落。

只要沒有特別的問題發生，即使術後十年、二十年，水晶體的狀態也不會變。但如果真的希望更換的話，在日本是有專門更換植入鏡片的醫療機構。

不過，在進行取出水晶體、植入人工水晶體的手術時，會將角膜切開幾公釐取出水晶體，再植入人工水晶體。

雖然說只是幾公釐的傷口，但傷害角膜總不是好事，有時候還會有引發併發症的風險，務必小心。

萬一手術失敗，植入的人工水晶體會脫落。之前，就有患者人工水晶體脫落的案例，這人是因為睫狀肌肌力衰弱，導致人工水晶體脫落。這種案例不常見，但是一旦發生就必須摘除更換。

Q10 白內障的「混濁感」可以治療消失嗎？

A 水晶體是個柔軟、透明，富有彈性的組織。若水晶體所含的蛋白質氧化變性，透明的水晶體就會產生混濁感。

活性氧是導致水晶體混濁的頭號凶手，導因是水晶體裡的維生素C無法消除大量的活性氧，於是出現混濁。水晶體一旦變混濁，治療也無法清除。但是，只要改善生活習慣，多數場合都能讓視力回升。

Q11 日常生活該注意哪些事？

A 只要改變生活習慣，幾乎所有人的大腦活力會增強，視力也會回升。就算混濁感沒有改善，視神經功能也會明顯轉佳。

人的視覺本來就是透過大腦在看東西，視力好壞又會因為身體狀況而變。當身體狀況變好，幾乎所有人的視力都會提升。

日常生活首先要注意的就是紫外線。眼睛動了手術，更要小心紫外線，請不要曝曬於強光下。

如果有白內障，雖然紫外線不易侵入，但如果手術後，眼睛回春到二十幾歲的狀況，紫外線就會入侵。因此就容易讓眼睛受損。

人工水晶體雖然有隔絕ＵＶ的功能，但是紫外線還是會進入。資料顯示，術後十年黃斑部病變的發生率會上升約三倍。

為了預防這種情況發生，必須攝取大量蔬菜，飲用青汁，提升抗氧化能力。重點就是要讓視網膜回春，恢復年輕。

認識〈青光眼〉

Q12 有很多人罹患青光眼嗎？

A 人數有增多趨勢。

日本青光眼學會曾於一九九九年做過一個大規模調查結果。以岐阜縣多治見市四十歲以上的男女市民為對象，隨機抽出三千零二十一人進行調查。根據調查結果顯示，患有青光眼的人數是所有人的百分之五·七八。

換句話說，約十七個人裡就有一人患有青光眼，比例算高。以這個比例來計算，全日本約有四百到五百萬人患有青光眼。

Q13 青光眼患者都會乖乖接受治療嗎？

A 大約每十人中只有一人會去醫院接受治療。

根據日本厚生勞動省的調查，一九七八年在醫院接受青光眼治療的人數有十四・四萬人。一九九三年是二十一・九萬人，一九九九年是四十・九萬人，短短二十年增加了近三倍。

雖然接受治療的人口有逐年增加，但仍然只占四、五百萬青光眼患者中的百分之十。其中原因可能是，青光眼幾乎沒有自覺症狀，所以接受治療的人才會這麼少。通常不是到末期，就不會察覺到。也有一些例子是因為雙親都患有青光眼，自己也跟著檢查，才發現自己也有青光眼；還有就是在健檢時做眼底檢查，或因其他問題來眼科就診，恰巧發現自己罹患青光眼了。

Q14 罹患青光眼，一定會失明嗎？

A 未必會失明，但如果惡化，就會有失明的危險。青光眼是導致失明的眼疾第一名。

隅角閉鎖性青光眼會突然發病，沒有馬上治療恐會失明；但是因為它會伴有強烈的眼睛痛、頭痛、想吐等症狀，通常患者發現後都會早日接受治療。可怕的是隅角開放性青光眼，它只有「眼睛累」這個感覺，許多人就這樣置之不理好幾年，最後導致病情惡化。

Q15 為什麼這麼多人不知道自己有青光眼？

A 青光眼不到末期，是不會有症狀的。

以前會用眼壓來診斷——眼壓升高的話，視神經血液循環會阻塞，造成視神經受損。但是現在眼壓正常的人（正常眼壓青光眼），比眼壓高的人罹患青光眼的比例高許多，可見得眼壓未必有直接關係。

正常眼壓是十至二十一毫米汞柱，但就算是處於正常值，還是會罹患青光眼發病。

於是，過往未被發現的青光眼疾病就被診斷出來了，患者總數也增加。根據日本青光眼學會的調查報告，占整體患者七成的隅角開放性青光眼患者，其眼壓幾乎都是在二十一毫米汞柱以內的正常值。

為何會眼壓標準，但視神經仍受損變成青光眼的原因，至今仍尚未解明。

不過，以下相關疾病都是危險因素：①家族病史、②高度近視、③遠視、④偽落屑症候群（水晶體前面、隅角、虹膜所附著的白色物質）、⑤視神經乳頭蒼白、⑥視神經乳頭左右大小差異大、⑦眼壓在二十二毫米汞柱以上、⑧左右眼壓差距超過五毫米汞柱、⑨血液循環障礙、⑩長期使用類固醇、⑪糖尿病。

Q16 青光眼檢查包含哪些呢？

A 裂隙燈顯微鏡是利用倒像鏡檢查眼底。裂隙燈又稱裂隙燈顯微鏡，是利用雙眼檢查眼睛底部的顯微鏡。因為會把眼睛放大，可以多方向地仔細觀察，並檢查到眼球深處。

倒像鏡檢查時，檢查員會一手拿著燈，透過另一隻手拿的集光鏡片將光線照射至患者眼睛裡面。雖然放大率不高，但是擴大了視野，可以看到視網膜的每個角落。

Q17 高血壓患者，眼壓也會高嗎？

A 高血壓跟眼壓並沒有直接關係。

血壓是指血管中流動的血液壓力，血管變窄或變硬，血壓就會升高。而眼壓升高是眼球內房水[1]流動不順或滯留時所造成。房水量會影響眼壓高低，所以高血壓不見得會眼壓高。

青光眼之所以眼壓高，是因為血液循環不佳所致。眼壓在二十二～二十九毫米汞柱就會演變為高眼壓症，甚至會有超過三十毫米汞柱的情況，一般來說超過二十五毫米汞柱就要服藥，觀察症狀。

在正常狀態下，眼壓也會有五毫米汞柱的差異變動，生病時的差距更達到十毫米汞柱。總之，二十二毫米汞柱加十，就超過三十毫米汞柱了；如果是二十五毫米汞柱，加五就超過三十毫米汞柱，這種情況要服藥。

高血壓雖然不會影響眼壓，但是如果是正常眼壓的人，通常舒張壓低的人比較容易惡化。

舒張壓為四十毫米汞柱，眼壓為二十毫米汞柱的話，兩者差距就高達二十毫米汞柱。也有醫師認為，差距在二十五毫米汞柱以下容易惡化。總之，血壓與眼

1. 房水是充滿眼球前房和後房，夾在角膜和晶狀體之間的透明液體，由睫狀體的無色素上皮細胞分泌。

壓數值之間並沒有直接關聯。

Q18 視神經被壓迫到時會怎樣呢？

A 當眼壓過高壓迫到視神經的話，視神經會萎縮，視神經乳頭凹陷，視野會變狹窄，視力變差。

慢性青光眼的人會慢慢惡化，急性青光眼的人則會突然間急速惡化。

Q19 青光眼治療法有哪些？

A 我在為患者衛教時，不斷強調要改善血液循環。一天喝水一．五～兩公升，分次少量攝取。

多數血液循環不佳的人都不太喝水，還可能很愛喝咖啡或綠茶，甚至有人一天可以喝上十杯。咖啡因有利尿作用，攝取過多會導致身體脫水。嚴格說來，咖啡、綠茶、烏龍茶都不是水。常喝這些飲品，其實很容易讓身體呈現脫水狀態，建議還是要避免攝取。

只是許多患者不知道這件事，於是攝取過多咖啡因後便出現頭痛、肩膀僵硬、腰痛、懼冷症等症狀。

此外，運動不夠也是個大問題。可以的話，不妨訂下每天走路一萬三千步的目標，走路兩個小時，應該可以達到一萬三千步。

我建議一天走路四次，一次三十分鐘，兩次是通勤時候的移動，兩次就是早晚時間想辦法走路（繞遠路），或提早一站下車，這樣步數應該就能達標。

愛吃甜食或高脂食物的人、習慣暴食或壓力大的人也是危險群。另外，嚴禁抽菸和喝酒，夏天不能太依賴冷氣。盡量少食，維持在飯後馬上跑步不會有負擔的份量。

只要如上改善日常生活就可以緩解青光眼。

Q20 治療青光眼的眼藥水有哪些？

A 治療青光眼的眼藥水大致可分為：①交感神經阻斷劑，②交感神經興奮劑，③副交感神經興奮劑，④前列腺衍生物，⑤碳酸酐酶抑制劑，⑥ Rho 激酶抑制劑等六大類。

上述每一項都是降眼壓藥物。①是抑制房水分泌，②是刺激交感神經、抑制房水分泌與促進房水排出，③是刺激副交感神經與促進房水排出，④是促進房水排出，⑤是阻斷碳酸酐酶、抑制房水分泌，⑥是促進房水排出。

Q21 哪些食物有益青光眼患者？

A 糙米＋蔬食是最適合青光眼患者的飲食方式。建議不要吃白米，白米幾乎沒有抗氧化作用，但是糙米有。

老化就好比是身體生鏽了，攝取具備抗氧化作用的糙米，身體就不易生鏽。

這就跟每天打掃的道理一樣，只要每天清掃，持續十年、二十年就會有很大的差異。對了，生糙米的抗氧化作用更強，我就喝過生的發芽糙米汁。

Q22 青光眼藥物有何副作用？

A 我手上有很多案例是動了三次手術還治不好，變成要一輩子點藥水治療。還有不少人是一次得點好幾種藥水。

藥量增加，有時候會有副作用。例如「Xalatan」，它的副作用是結膜充血、虹膜色素沉澱、輕微的異物感；「Timoptol」的副作用是心跳過緩、鬱血性心臟衰竭、呼吸困難、支氣管痙攣等，都需要多注意。相較於其他藥，「Azopt」對眼睛和全身的副作用較少，即使如此也有人認為它對眼睛的刺激性很強。

此外，有降眼壓效果的「Lumigan」會讓睫毛看起來變長、變濃密，但同時也有結膜充血、眼睛搔癢、乾澀、眼周皮膚色素沉澱等副作用。

如果是搭配多款藥水的治療，有時候會因組合關係而有新的副作用。可怕的是，若沒有注意這樣的情況，下次再看診時，醫生很可能會再開立二至三款新藥。因不同疾病看診時，一定要告訴醫生在這之前的服藥史、治療歷程或是正在服用的保健食品。

不是只有眼睛的疾病要這麼做，一般疾病也要這樣處理。

Q23 不希望眼壓升高，該注意哪些事？

A 有好好散步，眼壓就降低，可是一睡覺，眼壓又升高。因此，有人說上午時分眼壓容易升高。換句話說，不睡午覺、不要低著頭做事很重要。

還有，壓力也是很大的影響因素，有人說打領帶會造成眼壓升高，那是因為血液循環不佳所導致。為了讓眼睛血液循環變好，若肩膀有僵硬的問題也要盡快解決。

Q24 抽菸、喝酒對青光眼不好嗎？

A 抽菸會讓血液循環變差，酒精也會讓身體的血液循環不順暢，絕對不能飲酒過量。在本院我會要求病患禁酒、禁菸。

如果真的想喝酒，一百八十毫升是沒問題的。只是，我從未看過有人喝酒可以這樣控制量的。通常喝不到這個量的人，本來就沒有喝酒的習慣；會喝的人絕不只會喝這個量。

咖啡因跟抽菸一樣，也是導致眼壓升高的原因之一。當我們興奮或從明亮處進入黑暗處，抑或為了眼底檢查而點了讓瞳孔張開的散瞳劑，瞳孔會變大，這時候虹膜與水晶體之間的空間會變狹窄，房水循環就變差。

常抽菸或常喝咖啡因飲料，會導致不想睡覺的交感神經持續處於緊張狀態，瞳孔會放大，因而導致房水循環變差，眼壓上升。

致癌原因中，第一名是食物，第二名是抽菸，第三名是喝酒。改善青光眼的重點在於改善血液循環。改善飲食當然必要，還要攝取足夠水分。每天少量分次地喝水一・五至兩公升，記住，果汁、茶等都不算是水。

Q25 青光眼患者可以服用胃藥或感冒藥嗎？

A 一般是沒問題，但如果患有隅角閉鎖性青光眼的人，絕對不能服用胃藥。胃藥中有阻斷副交感神經的藥物，如果吃了，等於是有散瞳的效果。通常眼睛在黑暗中，瞳孔會放大，在光線下會收縮；可是散瞳的瞳孔就算在刺眼光線下，還是保持過度放大狀態而受到傷害。

而隅角開放性青光眼，幾乎所有藥物都可安心服用，大概只有類固醇類的藥物需要小心。

Q26 用眼過度會加速青光眼惡化嗎？

A 眼睛的過度使用與青光眼惡化不太有關係。

如果是隅角閉鎖性青光眼，長時間看細小物體，容易眼壓升高；隅角原發開放性青光眼或正常眼壓青光眼的人，就不必在意。

可是，用眼過度的人通常也是不太運動的人，自然血液循環就差。血液循環一差，眼睛又會惡化。

為了不讓血液循環變差，務必遵守以下原則，改變生活習慣。

①不隨意動怒、不累積壓力

患有青光眼的人個性通常很善於忍耐，即使有不滿也是累積在心裡，變成壓力。盡量不要勉強自己忍耐，想說什麼就說出來，不要囤積壓力。

②保暖身體，晚上十一點前就寢

多數患有青光眼的人都是夜貓族。晚睡時，自律神經的交感神經會處於優勢，導致眼壓升高。因此，晚上時務必要放鬆，讓副交感神經處於優勢。建議青光眼患者入夜後就好好泡個澡，溫暖身體，務必在十一點前就寢。

認識〈黃斑部病變〉

Q27 哪些人容易罹患黃斑部病變？

A 黃斑部病變的症狀就是看東西模糊，視野中心變黑，無法辨別顏色。常曬太陽的人或有抽菸習慣的人特別容易有這問題。

眼睛的黃斑部是富含維生素C的部位。維生素C在此扮演著紫外線濾鏡的角色，延緩包含黃斑部在內的視網膜老化。

此外，黃斑部也是活性氧聚集的部位，抽菸的話，體內會消耗大量維生素C，導致消除活性氧的能力降低，紫外線的量就變多。

Q28 如何盡早發現黃斑部病變？

A 可以利用阿姆斯勒方格圖自我檢測，如果覺得格子扭曲，就要注意了。所謂的阿姆斯勒方格圖是讓患者確認格子線條有沒有扭曲感的簡易檢查。如果黃斑部生病了，會覺得格子看起來扭曲。

在眼科被診斷出黃斑部病變的人，有個共通點就是經常曝曬在紫外線下，例如船員、喜愛戶外活動的人、須在太陽下工作的人、喜歡釣魚的人等等。有抽菸習慣的人也容易黃斑部病變。知道嗎？只要抽菸，人體對紫外線的抵抗力會變弱，抽一根菸會消耗二十毫克的維生素C。一般成年人每日的維生素C攝取量大約是一百至一百一十毫升，只要抽個五根菸，身體的維生素C量就會大大不足。

眼睛是有維生素C大量聚集的器官。沒有生病的人，其維生素C量是足夠的，可是患有白內障之類眼疾的人，維生素C量會變成零。維生素C的作用原是在隔絕紫外線的傷害。當維生素C的抗氧化作用消失，就會處於零防備的狀態。

如果一天抽二十根菸，就必須攝取一公克以上的維生素C，但是透過食物是無法攝取達標。在我的診所會對患者開立二公克以上的維生素C處方箋。

Q29 黃斑部病變有哪些治療方法？

A 施打抗VEGF的樂舒晴注射劑[2]（Lucentis）。其實這是種抗癌劑，功用是抑制血管新生。施打之後，視力會漸漸提升。不過，一個月注射一次的費用高達十五萬日圓，高價的限制讓許多患者無法一直注射。

最初的三次要每個月注射一次，之後再盡量把間隔時間拉長。但是間隔時間變長，視力當然會下降，所以建議兩年內要注射七次。如果兩年內只注射四次的話，視力容易變差。

Q30 黃斑部病變還有其他治療方法嗎？

A 目前尚無其他有效的治療方法。雷射治療會讓視力變差，因此現在很少採用這個方法。

簡單說來，只能從改善生活習慣下手。黃斑部病變原本是好發於歐美人的疾病，三十年前的亞洲幾乎沒有這個疾病的蹤影。但是自從飲食西化後，亞洲人就開始也出現這些問題。

過往，歐美人的飲食特徵是

■糙米與精製白米的主要食品成分（可食部分100g）

成分	糙米	精製白米
熱量	350kcal(1,464kJ)	356kcal(1,490kJ)
水分	15.5g	15.5g
蛋白質	6.8g	6.1g
脂肪	2.7g	0.9g
碳水化合物	73.8g	77.1g
灰分	1.2g	0.4g
鉀	230mg	88mg
鈣	9mg	5mg
鎂	110mg	23mg
膳食纖維	3.0g	0.5g

（資料來源：《第五次修訂日本食品標準成分表》）

2. 樂舒晴注射劑已列為健保給付用藥，但仍有相關規定，請洽詢相關醫療院所。

嗜吃甜食、高脂食物、肉類和乳製品，不只大吃大喝，還有很多人喜歡熬夜、吃宵夜。

總而言之，戒除這樣的飲食生活才是正確的。

因此，我極力建議患者以糙米蔬食為主，而且要少食。看看前頁的糙米成分分析，就知道它是營養均衡的超級食物。有患者力行上述的生活習慣改善，視力從零．四提升至零．六。

Q31 導致黃斑部病變的「血管新生」是怎麼回事？

A 因為黃斑部病變導致眼底出血時，視網膜和虹膜的血液循環會變差，為了送養分給視網膜和虹膜，就會出現新生血管。

新生血管是因為血液循環不佳而產生，但它非常脆弱，很容易破裂。換句話說，缺點就是很容易出血。為了避免血管新生，必須讓血液循環變好，首要之務就是少食與運動（散步）。

Q32 如果置之不理，黃斑部病變會怎麼樣？

A 黃斑部病變是導致失明的疾病第四名，置之不理的話會失明。

雖然看得見周圍事物，卻無法看見正中間的物體，如果你想看某個人，就會看不見他的長相。

黃斑部與視力關係最密切，也是身體中代謝最旺盛的部位，製造出的活性氧也是最多。因此，對於血液循環的依賴度很高，必須攝取足夠的抗氧化物質，諸如維生素C和礦物質鋅。

維生素C可以阻隔紫外線，保護黃斑部，預防視網膜老化。鋅若不足，包含黃斑部在內的視網膜都會病變。其實黃斑部病變的人只要攝取鋅，就能保護視力，也有人因此病情獲得改善。

老年性黃斑部病變，在視網膜裡面，其視物的

■富含維生素 C 和鋅的食品

維生素 C	鋅
芹菜、花椰菜、高麗菜苗、乾燥海苔、檸檬、辣椒、青椒、草莓、奇異果、大頭菜葉、小松菜	牡蠣（貝類）、甘紫菜、黃豆粉、北海道帝王蟹、杏仁、芝麻、蠑螺、羊栖菜、乾香菇、糙米

中心部位黃斑部會有異常血管出現，也就是新生血管，會出現浮腫、出血現象，新生血管甚至會侵害黃斑部，導致視力惡化。

認識〈糖尿病視網膜病變〉

Q33 糖尿病真的會失明嗎？

A 惡化的話會失明。

糖尿病是導致失明原因的第二名，排名在青光眼之後，但這不代表糖尿病就不需要被重視。全日本的糖尿病患者中，每年有三千五百人失明，近三千人的腳被截肢。

糖尿病是全身性的疾病，會引發腦中風、心肌梗塞、視網膜病變、腎病。為了預防這些疾病出現，一定要維持良好的血液循環。我再次重申，散步是很好的運動方式。

Q34 糖尿病的視網膜病變會有哪些自覺症狀？

A 糖尿病是因為血糖過高，導致全身血管異常的疾病，在眼睛、腎臟、神經等部位特別容易有併發症，因為血液循環受到阻礙，所以眼睛會出血。

糖尿病視網膜病變，就是血糖問題導致視網膜血液循環不佳而產生的疾病，惡化情況分為以下三階段。

①單純視網膜病變

持續維持高血糖狀態的話，視網膜的微血管會變脆弱而容易出血。視網膜上面則會出現點狀出血或白斑，但幾乎沒有任何自覺症狀。

②前增殖性視網膜病變

身體一直處於高血糖狀態的話，微血管的氧氣和養分會不足，點狀出血或白斑的數目會增多，但還是幾乎沒有任何自覺症狀。

③增殖性視網膜病變

為了解決氧氣和養分不足的狀態，視網膜有血管新生。新生血管很脆弱，所以容易出血，嚴重時會大出血。視網膜一旦出血，視力會變差，甚至看不清楚，有時候會出現飛蚊症。

就算可以透過血糖值檢查，但因為幾乎沒有自覺症狀，許多人甚至會十多年都沒有察覺。

Q35 糖尿病視網膜病變的併發症是什麼情況？

A 視網膜病變一般稱為糖尿病併發症，但我認為視網膜病變是自體疾病。

前面已經提到糖尿病是全身性的血管病，不是單純的血糖升高而已，單靠降血糖是無法根治，必須透過藥物來治療。

因此，用藥的同時搭配少食和運動是非常重要的原則。如果能夠少食（少量攝取穀類），經常散步，一定會好轉。

Q36 糖尿病視網膜病變有改善方法嗎？

A 日常生活中可做的事很多。吃太多再加上運動不足，就容易罹患糖尿病。建議先戒掉點心和宵夜。先求做到這一點，再力行八分飽原則，同時搭配散步等的運動。散步的步數，慢慢增加就好，目標是一萬三千步以上。持續做這些事以後，就能恢復標準體重。體重正常後，有百分之九十的人血糖值會下降，來到正常區間。

本院的標準體重如下——

有運動的人、有肌肉的人：以BMI二十二計算

沒有運動、沒什麼肌肉的人：以BMI二十計算

假設身高一百六十公分、不常運動的人，其標準體重就是二十×一．六×一．六＝五十一．二（公斤）。先算出自己的標準體重，就會知道該怎麼做。

Q37 會做哪些檢查？

A 通常會先做眼底檢查，再來是注射顯影劑檢查（檢查有無新生血管）。有的人會對注射顯影劑心生抗拒，務必謹慎。有過敏問題或心臟疾病的人，容易出現副作用，絕對疏忽不得。

Q38 眼底出血是什麼樣子呢？

A 血液循環不佳時，血管會破裂、出血。有糖尿病視網膜病變的人，若置之不理十年的話，約有半數的人會眼底出血，原因便是高血糖所致。

歸究原因就是肥胖，加上血壓升高，膽固醇數值也上升引起的動脈硬化。高血壓和動脈硬化惡化的話，血管會變脆弱，容易腦部血栓、腦梗塞、腦出血。連結腦部的眼睛視網膜血管也會出血，引起眼底出血現象。在現代，有高血壓或動脈硬化等問題的人越來越多，會眼底出血的人也就居高不下。

高蛋白、高熱量的飲食、運動不足、壓力過剩等生活習慣，是導致高血壓、動脈硬化的原因。透過飲食和運動來改善，動脈硬化的問題也會減輕不少。

不過，最近除了因為慢性病，諸如心律不整、腦梗塞等治療藥物引發眼底出血的案例也變多了。這些藥物如華法林或阿斯匹靈用量太多的話，血液不易凝固，就容易出血。

Q39 糖尿病視網膜病變有方法可治嗎？

A 建議少食生活搭配運動。如此一來，出血情形或白斑會漸漸淡化，有消失的可能。

少食之後，攝取的熱量會不足。當攝取的熱量不夠時，身體會把肌肉、骨骼、血液轉換為熱量。但是，有運動的話，會用到肌肉、骨骼、血液，所以肌肉不會減少。

我們的身體會自己去找多餘的部分。因為人體不需要出血或白斑，就會從這些東西開始減少。當身體深植了這個想法，治療就會順利。

若不運動，只靠減少食量的話，身體不會變好，只會營養失調而已。所以一定要少食加運動，雙管齊下。

但少食會囤積壓力。為了消弭因為少食而生的壓力，睡覺是首要之務。人在睡覺時可以紓解壓力，可以的話，每天九點就寢，睡到隔天早上自然醒，這是最棒的生活。若是生病的人，更要九點就上床就寢，這樣才能徹底治好病。起床時間，睡到自然醒就好了。

Q40 有哪些治療方法？

A 視網膜病變惡化的話，就要雷射治療，針對血液循環不佳的部位照射雷射光——將視網膜中心以外的部分燒掉，讓黃斑部血液循環變好，不過，雷射治療的部位越小越好。

如果惡化為增殖性視網膜病變，要進行玻璃體手術。以手術方式消除混濁部分，就會看得見；但再度出血的可能性很高，如果反覆手術，視力會越來越差，越看不見東西。

Q41 高血壓性視網膜病變是什麼樣的疾病？

A 導致高血壓的血管抵抗之收縮達到極限狀態時，就會引發高血壓性視網膜病變。這時候，視網膜小動脈分支的微血管會呈現血液不足的現象，於是血管會被阻塞或破裂。

分支靜脈血管也發生相同變化的話，就會出現出血、水腫、小栓塞等症狀，會造成視網膜功能障礙，有時候甚至部分視網膜會壞死。

高血壓性視網膜病變是動脈會硬化、容易出血的疾病；不過，好發於動脈硬化的人身上。血管循環流動變差的話，會出現糖尿病症狀，但在日本這樣的案例並不多。

眼睛血管若是硬化，腦部血管也會硬化，就有腦中風的危險。

高血壓性視網膜病變是分支視網膜靜脈阻塞引起靜脈出血的原因之一。此外，它也是視網膜動脈阻塞或缺血性視神經病變等，導致視力變差的疾病的導因。要預防這些疾病，必須進行全身治療。

Q42 飛蚊症的玻璃體出血會怎麼樣？

A 玻璃體是由細纖維所形成的膠狀物質，充滿整個眼球裡，其功用是讓光源容易穿透，維持眼球形狀。

玻璃體出血是指視網膜或葡萄膜出血，血液流進玻璃體腔的狀態。出血量少時，玻璃體內部的出血會在視網膜留下陰影，患者就會覺得是飛蚊症。出血量多的時候，會出現遮光感，導致霧視（感覺視野像蒙上一層霧）狀態或視力變差。

Q43 飛蚊症該怎麼治療？

A 因年紀增長或疾病的緣故，細纖維會聚集在玻璃體裡，導致玻璃體變混濁，照映在視網膜上，看起來就像有蚊子在飛，這就是所謂的飛蚊症。

只是，飛蚊症初期毫無自覺症狀，當事者不會有感覺。如果突然覺得眼睛前面好像有蚊子在飛，要馬上看醫生。若是因為視網膜剝離或眼底出血，早日發現可以預防視力障礙。

飛蚊症的另一個原因是玻璃體老化。

玻璃體老化問題是無法治療的，必須大量攝取含有維生素C等抗氧化物質的蔬菜。就算大量攝取抗氧化物質，玻璃體混濁現象仍沒有改善的話，也能提升視網膜功能，減緩飛蚊的問題。

除了維生素C，卵磷脂、葉黃素也有抗氧化效果，不妨多利用這些保健食品。若能以改善血液循環及水分代謝為目的，從飲食來改善的話，飛蚊症應該會緩解。

Q44 遠視的人有老花後，看近時會怎樣？

A 看近物時，對焦會更偏離、更看不清楚。

根據我的臨床經驗，有遠視問題的人通常更早有老花眼，近視的人反而不會。近視的人幾乎摘下眼鏡就能看清楚近物。

近視的人如果看遠清楚，看近模糊的話，就是老花眼。

Q45 改善老花眼的方法？

A 身體保養得當的人，不容易有老花眼；相對地，平常愛喝酒的人或睡眠不足的人，則容易有老花眼。

為此，請不要喝酒、熬夜，搭配運動，調整身體很重要。身體好，看近就會清楚，因喝酒、睡眠不足搞壞身體的話，看近就模糊。

請利用以下方法來調整身體及眼睛狀況。

實行護眼的飲食療法

①採取以糙米、蔬菜、海藻類為主的護眼飲食，淨化全身的血液。

②運動。

③養成晚上十一點前就寢、早起的習慣。

④實行血液循環療法或刺激眼睛穴道：以指腹按壓眼窩骨之間，或刺激眼周穴道，促進血液循環。

⑤實行漢方療法。

⑥多看3D照片，緩和老花眼症狀：有把雙眼視線變平行的平行法，以及雙眼視線交叉的交叉法。

⑦實行三點凝視法，訓練對焦功能：雙眼凝視近處、稍近處、遠方三個點的方法。

Q46 做過近視雷射手術的人，會提早老花眼嗎？

A 近視雷射手術是把近視矯正為正常視力，所以容易提早老花眼。

其實近視的人不太會覺得自己有老花眼。D（屈光度／Diopter）是表示近視強度的單位，如果是3D（三十三公分以內能對焦）的程度，應該是近視的人比較容易看清楚。

一旦老花眼，就不容易看清楚。所以有輕微近視的人在生活上反而會過得比較無阻礙。

現階段的近視雷射手術無法恢復水晶體的彈性，所以無法治療老花眼。

Q47 有了老花眼，近視就會治好，真的嗎？

A 近視眼鏡的鏡片折光力是弱的。因為眼鏡的鏡片不是緊貼眼睛，而是與眼睛有點距離，所以看東西會變小。

近視度數越深，眼鏡鏡片的屈光能力越弱，因此看近更清楚。所以，並不是近視的人不會得老花眼，而是因為近視眼鏡的特性，不易察覺自己有老花眼。

當然，如果摘下眼鏡，看近就會非常清楚。

而習慣戴隱形眼鏡的人，因為隱形眼鏡是以近視度數來配戴，缺點就是看近會不清楚。所以相較於戴眼鏡的人，更容易察覺有老花眼。也因此，近視的人有老花眼，不能說是他的視力回復了。

現在也有可看遠又看近的隱形眼鏡（遠近兩用隱形眼鏡），許多患者實際的配戴經驗都不錯，也不會有不適感，幾乎每個人都能馬上適應。

國家圖書館出版品預行編目資料

青光眼、白內障、黃斑部病變 視力博士的眼睛自救書 / 山口康三作 . -- 初版 . -- 臺北市 : 三采文化股份有限公司 , 2021.07

面；　公分 . --（三采健康館；154）
ISBN 978-957-658-568-5（平裝）

1. 眼科 2. 眼部疾病 3. 視力保健

416.7　　110007382

個人健康情形因年齡、性別、病史和特殊情況而異，本書提供科學、保健或健康資訊與新知，非治療方法，建議您若有任何不適，仍應諮詢專業醫師之診斷與治療。

◎封面圖片提供：
Tom Wang / Shutterstock.com

三采健康館 154

青光眼、白內障、黃斑部病變 視力博士的眼睛自救書

【大字好讀版．附贈居家護眼 6 寶 大拉頁】

作者｜山口康三　譯者｜黃瓊仙
副總編輯｜王曉雯　主編｜黃迺淳　美術主編｜藍秀婷　封面設計｜李蕙雲
內頁排版｜陳佩君　插畫｜高橋枝里　校對｜周桂貝

發行人｜張輝明　總編輯｜曾雅青　發行所｜三采文化股份有限公司
地址｜台北市內湖區瑞光路 513 巷 33 號 8 樓
傳訊｜TEL:8797-1234　FAX:8797-1688　網址｜www.suncolor.com.tw
郵政劃撥｜帳號：14319060　戶名：三采文化股份有限公司
本版發行｜2021 年 7 月 16 日　定價｜NT$380

視力回復博士　絶対おすすめ！［山口式］自力で白内障・緑内障・黄斑変性を治す本

Originally published in Japan by Shufunotomo Co., Ltd
Translation rights arranged with Shufunotomo Co., Ltd.